基于独立成分分析的大脑运动功能激活模式研究

刘　健　著

东北大学出版社

·沈　阳·

Ⓒ 刘　健　2019

图书在版编目（CIP）数据

基于独立成分分析的大脑运动功能激活模式研究 ／
刘健著. — 沈阳：东北大学出版社，2019.11
ISBN 978-7-5517-2310-7

Ⅰ．①基…　Ⅱ．①刘…　Ⅲ．①核磁共振成像－研究
Ⅳ．①R445.2

中国版本图书馆 CIP 数据核字（2019）第 260354 号

────────────────────────────

出 版 者：东北大学出版社
　　　　　地址：沈阳市和平区文化路三号巷 11 号
　　　　　邮编：110819
　　　　　电话：024-83683655（总编室）　83687331（营销部）
　　　　　传真：024-83687332（总编室）　83680180（营销部）
　　　　　网址：http://www.neupress.com
　　　　　E-mail: neuph@neupress.com
印 刷 者：沈阳市第二市政建设工程公司印刷厂
发 行 者：东北大学出版社
幅面尺寸：170mm×240mm
印　　张：11.25
字　　数：196 千字
出版时间：2019 年 11 月第 1 版
印刷时间：2019 年 11 月第 1 次印刷
责任编辑：孙　锋
责任校对：邱　静
封面设计：潘正一
责任出版：唐敏志

────────────────────────────

ISBN 978-7-5517-2310-7　　　　　　　　　　定　价：45.00 元

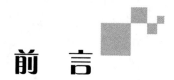

前 言

　　脑卒中是中老年人的常见病、多发病。脑卒中后约有 3/4 以上的患者遗留不同程度的运动功能障碍，重度致残者约占 10% 以上，极大地影响病人的日常生活和工作。随着人们物质生活水平的提高，有功能障碍的患者及家属更加注重日常生活自理及生活质量的进一步提高。早期对病人实行系统的康复训练，有助于提高病人的日常活动能力，改善病人的生活质量。功能磁共振成像（fMRI）能够通过实时地检测大脑血液中脱氧血红蛋白含量的变化来间接反映参与活动任务的神经元的激活状况。在临床上，fMRI 技术常被用于研究脑卒中偏瘫肢体功能康复程度，尤其应用于脑卒中后下肢功能障碍的恢复和与之对应的脑功能区的变化研究。

　　fMRI 以血流变化为基础，能为各种原因所致的脑损伤组织的康复情况提供定性、定量和动态信息。而既往传统的神经和心理检测法将患者某种功能的缺陷归咎于局部的脑病变，不能全面反映脑损伤后整个大脑的病理生理学改变。对于脑卒中后的脑损伤患者，fMRI 检查能准确地判断其脑功能区是否消失、移位，病变周围是否存在脑功能区，对治疗和预后判定有指导意义；而且 fMRI 检查有助于康复治疗计划的选择和制订，以使患者达到最佳的恢复状态。因此，可根据 fMRI 结果来判断不同干预措施或相同干预措施不同干预程度的疗效，从而有选择性地进行针对性的康复治疗，为脑卒中后的肢体康复研究开辟崭新的途径。然而，fMRI 数据具有成分复杂（时空性）、数据量大、多噪声且信号弱等特点，导致数据处理十分不易。独立成分分析（ICA）是现有的方法中唯一一种基于四阶统计量的方法，能够对 fMRI 信号与噪声的统计信息进行更深层次的挖掘，因此，在 fMRI 中被广泛应用并成为国际上的研究热点。

　　本书深入分析了 fMRI 对比度机制、噪声的产生和原有数据处理方法的不足，针对 fMRI 数据特点，通过提出新算法、优化老算法或结合多种数据处理算法的方式，来完善 ICA 在 fMRI 中的应用，并以此为基础，探索正常人下肢运动的大脑皮层激活模式和脑卒中后患者康复期内运动功能皮层的重组规律，为脑卒中后的下肢运动功能临床康复提供理论基础。

① 针对邻域相关 ICA 算法严重依赖参考函数的问题，提出一种邻域自相关 ICA 算法，在不需要参考函数的情况下，通过检测体素点各周期的时间序列相关性，对 fMRI 数据进行激活区提取。将该算法分别应用于对仿真数据和对 12 组真实 fMRI 数据的处理，并与前人方法进行了对比，分析了算法的准确性和稳定性。

② 针对传统 ICA 对 fMRI 数据时空特性假设不合理的问题，提出了基于 Infomax 判据的 stICA 优化算法。该算法通过同时最大限度地优化时间源和空间源的独立性，来建立两个领域的平衡，服从物理上更真实的假设。通过对仿真数据的处理讨论了改进算法的准确性。将该算法应用于踝关节主动运动与被动运动激活模式的对比，判断被动运动是否可以作为在无法进行主动运动时的替代刺激手段。

③ 讨论了 GLM 和 stICA 两种模型的共性和差别，针对 stICA 模型稳定性差和 GLM 违反其基本假设的缺点，提出 stICA-GLM 联合算法。通过对仿真数据的处理讨论了联合算法的准确性和稳定性。通过同个体同条件下的不同被动 fMRI 实验指出受试者在进行被动运动时，大脑思维不受控制，会产生大量神经性噪声。将 stICA-GLM 联合算法应用于对神经性噪声的消除，并将其结果与 GLM 结果进行了对比。

④ 针对 fMRI 数据量庞大，基于梯度算法的收敛方式很难满足 fMRI 数据处理的速度要求问题，提出了基于固定点的 stICA 联合算法（Fast-stICA-GLM）。分析了 Fast-stICA-GLM 算法的收敛性能，提出在算法中添加步长因子来优化其收敛性能。通过真实 fMRI 数据对 Fast-stICA-GLM 和 Infomax-stICA-GLM 两种算法进行了对比，对比内容包括准确性、稳定性和运算速度。应用 Fast-stICA-GLM 算法分析了不同个体之间被动运动的激活状况。

⑤ 应用 Fast-stICA-GLM 算法作为数据处理手段对脑卒中后患者进行为期 6 周（共 4 次）的跟踪 fMRI 研究，记录脑卒中患者在康复训练期间大脑下肢运动功能皮层的重组情况，通过定量和定性指标给出功能皮层的重组规律。定量指标包括：偏侧化指数 LI、峰值点坐标、激活体积和峰值点体素信号强度；定性指标包括：下肢运动功能所在的解剖区域和激活体素所在的 Brodmann 分区。通过这些指标，可以得知某个单独关节的运动功能的恢复情况，从而对制订有针对性的康复计划起到指导作用。

本书的插图全部来源于相关领域杰出学者们所发表的论文，详情请见参考文献。

著 者
2019 年 3 月

目　录

第1章 绪 论

1.1 概述

大脑是人体最精密的器官，也是人的肢体的"司令部"，指挥着人们的一切活动、一切运动。Murre 和 Sturdy [1]在 1995 年的一项人脑定量研究中曾指出，人类的大脑皮层中包含约 8.3×10^9 个神经元和 6.7×10^{13} 个连接，人脑中所有连接的总长度估计为 $10^5 \sim 10^7$ km。一般成年人的脑重量仅相当于体重的 2% 左右(约 1.4 kg)，但它每分钟的血流量却占全心输出量的 20%，耗氧量占全身耗氧量的 25%。这种突出的现象为以血容和血氧为信息载体的脑功能成像技术提供了生物学基础。

20 世纪末，无创伤脑功能成像技术的长足发展(包括成像设备的创新，数据采集、数据处理和建模分析的发展等)极大地推进了脑科学研究的进步，为人类能够对活着的人脑进行研究发挥了关键的作用。迄今为止，国际上主要应用两种类型的无创伤脑功能成像设备：一类是对神经电信号的测量设备，如脑电图(electroencephalogram，EEG)仪、脑诱发电位(event-related potential，ERP)和脑磁图(magnetoencephalography，MEG)仪等；另一类是对大脑的代谢效应或血流量的测量设备，主要是正电子发射断层成像(positron emission tomography，PET)、单光子发射断层成像(single photon emission computed tomography，SPECT)及功能磁共振成像(functional magnetic resonance imaging，fMRI)，近红外光学成像(near-infrared spectroscopy，NIRS)目前能够触及的检测深度还不够，仅可以进行大脑灰质皮层的观测工作，可作为对现有功能成像技术的增补[2]17。

EEG 信号是大脑神经活动所引起的电位变化，是一种典型而重要的生物电信号。一般状况下，EEG 由布置在大脑周围的电极采集。对大脑不同位置产生的 EEG 信号进行研究，可以了解到神经元电活动与人的生理和心理状态之间的关系[2]99。目前不同频率的脑电波主要有$\delta(0.5 \sim 3 \text{ Hz})$，$\theta(4 \sim 7 \text{ Hz})$，$\alpha(8 \sim 13 \text{ Hz})$，$\beta(14 \sim 30 \text{ Hz})$[3]。EEG 信号比较微弱，易被噪声干扰。EEG 有着超高的时间分辨率，可以达到毫秒级，相比之下，空间分辨率则显得较低。由于具有采集方法简单、方便易携带且造价低等绝对优势，EEG 被广泛地应用于某些神经系统疾病的临床诊断、生物反馈治疗以及大脑功能和脑机接口（brain-computer interface，BCI）的研究中。

脑诱发电位（ERP）是指感觉传入系统受刺激时，在中枢神经系统内引起的电位变化。与其他技术相比，ERP 的优点在于：

① 时间分辨率高，便于窥探认知加工过程的速度及相关因素。

② 与事件相关电位相比，行为测量的指标是反应时间和正确率，也就是从刺激到反应的笼统的认知结果，难以区分认知过程的阶段性和过程性的情形。而事件相关电位测量的是从刺激到反应的连续过程，可以显示在实验的自变量影响下，认知加工的各个阶段的过程性反应。

③ 可以实时地测量行为反应缺失的内部的认知加工。

④ 具有大脑的自动加工的指标。

⑤ 与功能磁共振成像等设备相比，事件相关电位的测量较为经济，对环境的要求不高[4]。

大脑神经元产生的电脉冲信号会感应出相应的磁脉冲信号，但其信号强度要大大低于脑电信号。因此，对脑磁信号的测量工作更为不易，脑磁成像设备的发展也相对落后。但脑磁图对脑部损伤的定位比脑电图准确，并且不受颅骨和皮肤的影响，不需要布置电极，成像质量清晰，因此能够为临床诊断发挥特有的作用[5]。

正电子发射断层成像（PET）可以无创伤、定量、动态地显示人体各组织器官的生理变化，借助于细胞及分子水平研究机体的生理和病理信息，医学上可以诊断出神经系统疾病、心血管疾病、肿瘤等更前期疾病的发生，是一种先进的现代医学影像技术[2]286。PET 成像同时也是心理学研究中最为普遍采用的技术之一（另一种是 fMRI），要早于 fMRI，在脑功能、尤其脑血流的测量等方面做出了很多开创性的工作，但是由于需要注射药物（示踪剂）和不可重复进行等缺点，这部分工作已经逐渐被 fMRI 所取代[2]307。当然，PET 的功能并不是 fMRI 所能全部取代的，PET 在药物的放射性示踪方面仍然具有优势，尤其是对基因配体的研究、癌前病变分子以及肿瘤标记物的测量具有优势，而且只有 PET 才有可能开展这方面的工作[6]。随着断层成像技术和放射性同位素技术的发展而发展。1975 年，第一台利用正电子放射性药物进行断层成像的仪器 PET 研制成功[7]。PET 利用测量正电子湮灭产生的一对 511 keV 的光子来确定湮灭的位置，从而确定放射性核素的分布。经过多年的发展，PET-CT 已经成熟并走向临床[8]。1979 年，第一台可以对单光子发射的核素进行成像的断层显像仪器 SPECT 正式研制成功。如今，由于相对低廉的价格，SPECT 被大量应用于临床诊断中[9]。

fMRI 是 20 世纪 90 年代在传统 MRI 技术的基础上发展起来的功能性成像技术，它是迄今为止唯一一种可精确全脑定位的无创功能成像技术，现已在脑功能成像领域迅速占据了领先位置，十分引人注目。根据所测量的脑功能信号的不同，功能磁共振成像主要有以下几种：

① 血氧水平依赖功能磁共振成像（blood oxygen level dependent fMRI，BOLD-fMRI）；

② 灌注加权成像（perfusion weighted imaging，PWI）；

③ 弥散加权成像（diffusion weighted imaging，DWI）和基于 DWI 的磁共振弥散张量成像（diffusion tensor imaging，DTI）；

④ 磁共振波谱成像（magnetic resonance spectroscopy，MRS）。

在以上功能磁共振成像技术中，应用最广泛的是 BOLD-fMRI 技术。据 PubMed 权威数据库统计，迄今为止已收录的 BOLD-fMRI 文献约有 35 万余篇，并且以每年 1500 余篇的速度快速增长，如图 1－1 所示。如不加特定说明，本书中 fMRI 即指 BOLD-fMRI。

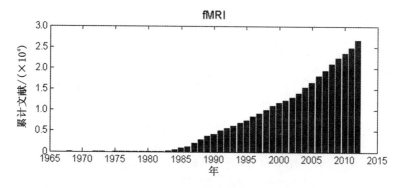

图 1.1　fMRI 历年文献数量统计

Fig. 1. 1　Quantity literature statistics over the years in fMRI

与其他脑功能成像技术相比，fMRI 的优越性主要表现在：

① 能够绘制三维全脑图像。在所有脑功能成像技术中，对成像深度没有限制的只有 PET/SPECT、fMRI。

② 无辐射。不同于 PET 和 SPECT，fMRI 技术无核辐射伤害，操作安全，而且便于对同一受试者进行重复成像。

③ 较高的空间分辨率。fMRI 的空间分辨率可以达到 1 mm³（即单个体素点的尺寸），远大于 PET。如表 1.1 所示。

④ 较高的时间分辨率。fMRI 的时间分辨率要比 PET 小得多，其时间分辨率约 50 ms，PET 至少为 30 s。但是距离捕捉到单个神经元瞬间的激活还相差甚远。为了解决这个问题，Mangun 的研究小组开展了 fMRI 和 PET 成像技术之间的数据融合，以及 fMRI 和 EEG、MEG 之间的数据融合。

⑤ 提供了灵活的实验模式设计。fMRI 具有组块设计、事件相关设计和混合式设计三种实验设计方式，可以针对多种任务进行研究，另外还可以同时观察多个脑区的活动，探讨各个功能区域之间的功能连接。

基于以上优点，fMRI 技术在临床和脑科学研究中得到了最广泛的应用。

表 1.1　功能成像模式的技术指标和功能比较

Tab. 1.1　Technical indicators and feature comparison of functional imaging mode

比较内容	EEG	MEG	PET/SPECT	fMRI
信号基础	脑神经活动(集体神经元放电，形成脑外宏观电流)	脑神经活动(神经元放电的环流形成的宏观磁场)	血流变化/代谢物质的浓度分布	血氧水平依赖、局部脑血流、血容积、灌注和扩散等
空间分辨率	厘米级	5 ~ 10 mm³	~5 mm³	~1 mm³
时间分辨率	10 ms	1 ms	30 s 及以上	50 ms
优点	无创，不贵，普及，常规操作，时间分辨率高	无创，最佳的时间分辨率，较好的空间分辨率	整体成像，三维空间时间分布	形态、生理和心理成像的结合，空间和时间分辨率好
缺点	长时间操作和解剖定位精度差	深度限制，定位精度较差，贵	放射性，贵，很难重复	伪影，贵

由于具有较高的空间和时间分辨率以及全脑采集的特点，fMRI 数据包含的大脑活动信息非常丰富，其具有成分复杂、数据量大、多噪声且信号微弱(信噪

比低)等特点,导致数据处理十分不易,需要有力的数据后处理技术作为支持。目前常用的方法有:一般线性模型(general linear model,GLM)、相关分析、主成分分析(principal component analysis,PCA)、独立成分分析(independent component analysis,ICA)和聚类分析等,以及由此发展出的各种改进算法或结合多种算法的联合方法。

fMRI 数据分析实际上是一个弱信号识别问题,它利用的是目标源信号与噪声信号在统计特性方面的差异。GLM 不可克服的缺陷是不能够完全提取出数据中隐含的有意义之弱信息。在现有的方法中,ICA 是唯一一种基于四阶统计量的方法,是对目标源信号与噪声信号之间特性差异的最深层次的挖掘。也就是说,fMRI 数据可以看作任务相关成分和噪声成分的混合信号,是一种盲源分离问题。由于性能上的优势和技术上的更高需求,ICA 在 fMRI 中的应用成为国际上的研究热点。

ICA 最重要的原则就是确保基本假设成立,即任务信号与噪声信号相互满足统计独立,但越来越多的研究结果表明,任务信号与噪声信号并不完全独立(即有一部分相似性)[10-14]。在其基本假设不成立的情况下,ICA 对任务信号的提取很难保证较高的成功率(不稳定)或较高的提取精度(不准确),限制了 ICA 的发展和应用。因此,深入研究 ICA 算法,通过发展优化算法或结合其他算法来提高基于 ICA 的 fMRI 数据处理方法的准确性与稳定性,无论对 ICA 算法的发展还是对 fMRI 的实际应用都具有积极、重要的研究意义。

1.2　脑卒中康复

现在,人口老龄化日趋严重。我国是老龄化人口大国[15],目前已有 1400 万 80 岁以上的老年人,而且以每年 5.4% 的速度增加[16]。缺血性脑卒中(又名脑中风),是严重危害人类健康和生命安全的常见心脑血管疾病之一,存在着明显的三高(发病率高、致残率高、死亡率高)现象[17]。在世界性人口老龄化的发展趋势下,脑卒中的发病率也随之增加,严重地危害着人们的身体健康和生命安全,致残率居高不下。脑卒中后有 3/4 以上的患者遗留不同程度的运动功能障碍,尤其是下肢运动功能障碍,重度致残者占 10% 以上[18]。若患者出现下肢功能障碍,将极大地影响日常生活和工作。因此,脑卒中后如何对大脑功能进行恢复在国际上备受关注。脑卒中患者多表现为半身不遂、语言障碍等不同程度的致残[19]。虽然脑卒中患者的症状、体征并不完全一致，但随着时间的推移，大部分脑卒中患者的运动功能都可以有不同程度的恢复，这种机制被学者们认为是脑的可塑性[20]。脑的可塑性是脑卒中后功能恢复的基础，也是康复治疗的理论依据[21]。

大量的临床研究结果已经表明，加强脑卒中后康复训练可以大大提高患者的运动功能[22]。在脑卒中后的功能康复上国内外有很多研究，也已总结成了指南。康复治疗在促进脑卒中患者运动功能恢复方面取得了很好的成绩，使千万患者受益。但也存在许多问题，如治疗个体化程度不够，一些治疗措施仍停留在经验阶段，缺乏循证医学证据，而且机理不清楚，工作中有很大的盲目性等。因此，如何根据患者的临床病理情况，深入分析，选用针对性强的措施，需要进行很多的临床及基础的研究工作。

脑卒中后康复的目的在于保证脑卒中后在损伤的程度内达到最大限度的肢体功能上和心理上的恢复[23]。为使脑卒中患者最大限度重返生活，康复的最终目标是使患者最大限度地独立完成日常活动。通过反复康复学习过程，自然而然促进患者功能恢复。脑卒中患者恢复的效果因人而异，它是由很多因素决定的，包括损伤神经组织恢复情况、通过其他神经通路的再建（即神经可塑性）而完成的缺失技能的再学习、适应能力和缺失功能的代偿能力[24]。代偿能力反映了机体为了完成某一特定动作而使用替代策略的能力。

脑卒中后康复的常规流程是脑卒中发生后数天在脑卒中单元开始强化的康复训练[25]。有证据表明，综合强化的康复训练加上组织纪律性强的康复团队，比低强度的康复训练效果要明显。对"康复即学习"的本质认同，患者的主动参与、决心，以及患者、家庭、陪护的积极性，都是影响康复效果的关键因素。新涌现的神经康复方法多以任务导向型的运动疗法为基础，后者的主要特点为在某种特定环境下有明确任务的强化训练，包括特定任务型和特殊环境下的训练。因此，近几年提出并验证了很多新兴的、可能会刺激大脑可塑性的康复技术。其中，关注较多的是改善运动功能的治疗方法，包括强制性使用运动疗法、思维训练、镜像训练、虚拟现实技术、机器人和经颅磁刺激技术。

强制性使用运动疗法（constraint-induced movement therapy，CIMT）[26]是由美国阿拉巴马大学神经科学研究人员通过动物实验发展起来，经过数年研究出的治疗神经元损伤的一种训练方法。强制性使用运动疗法包括限制使用未受损的肢体、强迫使用偏瘫肢体，旨在强迫"习惯性废用"的患肢（患者会因为功能上的缺失而忽略偏瘫肢体，而只使用健肢）。包括随机对照实验和 Cochrane 系统评价的许多研究结果已经表明：CIMT 对于改善脑卒中患者的运动功能是有效的，特别是对于改善上肢的功能，效果非常显著。需要特别指出的是，EX-CITE 试验证明日常强化的 CIMT 训练对于脑卒中后 3 ~ 9 个月的上臂偏瘫的效果优于对照疗法，2 年后 CIMT 组患者运动功能有持续性的中等强度的改善。CIMT 训练常规化的限制在于动作强度大，仅适合保留运动功能的患者，特别是手腕和手指功能，因而只适合特定患者[27]。

经典的 CIMT 强调的是在生活环境中限制患者健侧肢体的运动，强制患者使用患侧肢体完成日常功能活动。有关的实验结果表明，CIMT 对于后期偏瘫患者的上肢恢复是有效的，CIMT 较之传统的神经发育疗法显示出了诸多的先进性。从理论方面来说，CIMT 采用了"脑的可塑性"和"大脑功能重组"理论。刘霖等[28]经过诸多的实验研究，说明在恢复后期偏瘫患者的上肢康复中，CIMT 较传统的 NDT 技术更为有效。以后又有多项研究结果证明，CIMT 可以让脑卒中患者的大脑功能重组。CIMT 是近年来引人注目的针对脑卒中后上肢功能障碍的一种新的康复训练技术，随机对照实验结果表明，接受 CIMT 的患者在上肢运动功能改善方面显著优于接受常规训练的患者，我们在国内的研究也初步证实了 CIMT 的有效性。CIMT 分别在脑卒中的慢性期、亚急性期、急性期都取得了很大进展。当然，CIMT 也存在问题。从治疗技术角度来讲，CIMT 大多应用于慢性期患者的上肢功能恢复，而对于急性期患者而言，该研究仍然不够。从具体治疗来说，CIMT 过度强调了患侧上肢的单独运动，而忽视了双上肢的协同配合运动，这个结论和很多研究中"患者良好的依从性"有了明显的冲突。这也提示我们，CIMT 的方法需要进一步改善。

运动想象思维训练（mental practice with motor imagery）[29]被认为是一种令人期待的、能改善上肢重度运动功能障碍的辅助治疗方法，其临床有效性尚未完全定论。其理论依据是，一个动作想象和执行激活相同的大脑回路，都需要重复性的认知功能训练，不同之处在于前者仅需要通过患者想象完成一个动作或者肢体活动，而并非真的去完成。研究结果证实，思维训练与实际运动相同，可调节脑灌注、激活大脑的神经活动。随后的系统综述表明，思维训练作为脑卒中后常规康复的补充，对功能恢复是有益的。最新的 Cochrane 系统的评价结论是，只有有限的证据表明思维训练可能会增加常规物理治疗和作业疗法的有效性。

外国学者用单病例研究方法观察了运动想象对 3 例脑卒中偏瘫患者描线训练效果的影响，结果显示：运动想象明显改善了患者描线的准确性[30]。另外，还有学者观察了运动想象对 12 例脑卒中患者和 14 个年龄、性别相匹配的正常人下肢负重能力训练的影响，发现想象与实际训练相结合可明显提高被训练者的下肢负重能力，提示运动想象的效果与保持工作记忆的能力有关[31]。又有人采用单病例研究方法，对 14 例发病 10～176 天且一直进行常规康复训练的脑卒中患者进行研究，在仍进行常规康复训练的同时，增加伸手抓握物品这一运动想象任务，10 例患者完成了整个观察过程，9 例上肢运动指数积分明显改善，提示运动想象疗法有助于改善患者的上肢功能。贾子善认为，尽管运动想象疗法还存在适应证选择、指导语言的规范等尚需解决的问题，但该疗法极有可能成为一种很有前途的治疗方法[32]。

镜像疗法（mirror therapy）是建立在多感官刺激的基础上的另一种代表性的方法[33]。操作时，在患者矢状面90°放置一面镜子，使患侧上肢藏在镜子后面，这样患者会把看到的镜子里健侧上肢的成像当作患肢在镜子里的影像。在一定意义上，患者会有这样的印象：患肢是有功能的。已有研究结果证明，观看镜子里自己可活动的手比直接看自己无法活动的患手更能增加患肢同侧初级运动皮质内的神经元的兴奋性。镜像疗法和与思维训练有关疗法的作用可能会与所谓镜像神经元的激活有关，包括以下两种行为：模仿别人做的运动行为和单纯地观察同一个的动作。实际上，功能磁共振成像 fMRI 表明长期和反复地观察某个动作可能会增强前运动皮质、辅助运动区和颞上回的功能[34]。最新的综述总结了应用镜像疗法的 14 个研究 567 个患者，得出结论：与其他康复疗法对比，镜像疗法在改善运动功能方面效果显著，这个结果可能受到对照组康复类型的影响很大。因此，镜像疗法是否可代替脑卒中后其他治疗方法还有待考究，但作为辅助干预措施的角色是可以确定的。此外，镜像疗法可以改善日常活动能力，但是这种说法受到只有 4 个小样本研究的限制。

虚拟现实技术（virtual reality technology）是康复训练中一个相对比较新的治疗方法[35]。虚拟现实疗法的理念来源于：电脑可以根据海量的数据模拟出一个三维图像环境，所以通过应用视觉、听觉和触觉设备，操作者在这样的环境中感觉它就像现实世界的一部分。虚拟现实技术的主要特征是：让患者在虚拟环境及虚拟环境里的物体里体验感受。在某些系统里，这种体验感受是通过一个鼠标或者控制杆的按钮实现的；然而在其他系统里，虚拟环境能产生一个会做动作的虚拟手，虚拟手能反映应用者手的运动，这样虚拟手与虚拟物体之间会有一个更自然的相互作用。因此，虚拟现实技术是一种独特的手段，它满足了有效康复所需的要求，如反复练习、运动反馈和治疗的依从性。而且，虚拟现实技术让患者在功能目的明确和主动性参与的环境下进行康复练习[36-37]。此外，虚拟现实技术在远程康复系统的建设中发挥了举足轻重的作用。多种虚拟现实技术已在临床应用，特别是针对上肢运动功能恢复的应用。一篇综述分析了 19 个随机半随机对照试验，涉及 565 个患者，得出的结论是，有限的证据表明，在改善手臂功能和日常生活活动功能方面，与传统的治疗方法相比，虚拟现实技术和交互式视频游戏可能是有益的[38]。同期的 meta 分析总结了 12 个研究，包括 5 个随机对照试验和 7 个观察性研究，共 195 个患者，结果显示，在 11 个试验里，虚拟现实技术显著增加了脑卒中后上肢运动功能恢复的效果。然而要获得虚拟现实技术在脑卒中后康复中有效的证据，需要做进一步的、更好的随机对照试验。

近年来越来越多的人关注脑卒中后机器人辅助的康复治疗[39]。理论上，机器人可以执行同一强度的重复训练以促进恢复。研究证实，经机器人训练的患者，上肢的运动功能有明显的恢复，但是功能应用能力没有明显改善[40]。一项随机对照试验中，患者分为 3 组：前两组接受机器人辅助治疗或强化传统物理疗法，36 个疗程，超过 12 周；另一组患者接受常规强度物理疗法。该研究结果表明，机器人治疗与集中的传统物理疗法相比没有更大的优势，但两种技术均优于常规护理，这表明训练的强度可能是运动功能恢复的一个关键因素。一个包括 19 项试验 666 例患者的综述得出的结论是，脑卒中后电动机械或机器人辅助的手臂训练可改善日常生活的一般性活动以及患侧手臂的功能，但不增加患手肌肉的强度。

物理疗法与现代科学技术相结合，现代科学技术的迅速发展必将带动康复医学的进步[41]。脑卒中肢体功能恢复的一个重要理论和治疗原则是患侧高级中枢的功能重组，即脑的可塑性现象。刘桂芬等[42]认为，电刺激对丧失神经支配肌肉的影响，无论是局部应用还是全身应用，不管电流类型、脉冲频率、波幅大小、疗程长短，均具有延缓肌肉萎缩、恢复功能的作用。干细胞移植使中枢神经组织再生成为可能，从而直接完成神经系统功能重建，而不是已有的神经与肌肉的代偿作用机制。满勇等[43]报道神经节苷脂能够维持神经干细胞的原始神经状态，促进神经干细胞的增殖，从而能够修复中枢神经系统神经元的损伤。

作业疗法(occupational therapy)是以有目的的、经过选择的作业活动为主要治疗手段,用来维持、改善和补助患者功能的专门学科。作业疗法能够帮助躯体、精神疾患和发育障碍造成的暂时性或永久性残疾者,最大限度地改善与提高自理、工作及休闲娱乐等日常生活能力,提高生活质量,回归家庭与社会。作业疗法的分类如下:

第一,功能性作业疗法是为了改善和预防身体的功能障碍而进行的治疗活动,根据障碍的不同,包括关节活动度训练、精细动作训练、肌肉增强训练、耐力训练等。康复师要根据患者常见的身体功能障碍设计出患者喜欢而又行之有效的作业活动。

第二,心理性作业疗法对具有愤怒、不满情绪的患者,可以设计陶艺、金工、木工等活动,通过敲敲打打进行宣泄。

第三,日常生活活动能力训练是先对患者进行日常生活能力的全面评价,确定患者不能独立完成哪些动作,需要多少帮助,这种量化性的评价是确定训练目标和训练计划的重要环节。

作业疗法的工作流程:

① 采集和分析患者资料;

② 作业活动评价;

③ 作业活动影响因素评价;

④ 找出问题;

⑤ 制订治疗计划;

⑥ 实施治疗计划;

⑦ 疗效评价;

⑧ 出院,回归家庭、社会。

任何康复方法均需要相应的康复评定贯穿于康复治疗过程的始末。它是康复治疗计划的基础和前提,是对病人各方面情况的收集、量化和分析,并对结果做出合理解释的过程[44]。因此,精准地对脑损伤患者进行预后评定,是神经科学领域中非常重要的研究热点。国内外学者都希望找到一个能相对客观地反映脑损伤患者预后的指标,以此指导脑损伤患者的治疗,尤其是治疗前指导。

fMRI的出现为研究脑卒中后康复机制、评价和判断预后方面提供了崭新的研究思路。它既能保证较高的空间分辨率,又可同时获得生理信号波动信息,更因为完全无创、安全可靠，所以成为研究人脑高级皮层功能的重要手段[45]。临床上对脑损伤后康复治疗的传统康复评定主要依据患者临床症状的改善，缺乏一个相对客观的指标。自从 20 世纪 90 年代初至今，fMRI 技术得到了突飞猛进的发展，在心理学、认知神经科学以及临床神经科学、康复医学等领域都展现出良好的研究和应用价值[46-49]。应用 fMRI 研究脑卒中后运动功能康复有横向、纵向之分：不同受试组在相同实验环境下进行相同实验任务称为横向；而同一受试组在不同时间段分别进行多次 fMRI 研究则称为纵向[50-52]。两种研究手段侧重点不同，只有将两种研究手段充分结合在一起，才能更深入地挖掘出人们未知的现象和理论。

从 fMRI 应用于脑卒中后运动功能康复至今，发表在国际重要期刊上关于上肢运动功能康复的文章有 4000 余篇；而关于下肢运动功能康复的文章只有不足百篇，直接与主题相关的更是屈指可数。造成这种差距悬殊的原因有许多：

① 下肢运动伴随中央脊柱神经元和其他神经元共同作用，激活模式增加了许多不确定因素。

② 某种下肢运动（如膝关节运动）往往会牵扯到其他关节的连带运动，造成单任务研究的不便。

③ 病人对行走的欲望比较大，急于练习行走，因而忽略了康复质量，许多患者康复治疗后持续偏瘫，行走速度仅为正常人的三分之一，行走距离不到正常人的40%，独自行走能力难以满足基本的家庭生活和社会活动。

因此，应用 fMRI 深入研究下肢运动功能康复机制，进而提出具有针对性的治疗方案，帮助患者更好地恢复行走能力，重返社会，是脑卒中后神经康复工作高度重视的目标，具有积极重要的研究意义。

1.3 国内外的研究现状

1.3.1 ICA 在 fMRI 中的应用方法研究现状

目前 ICA 应用于 fMRI 激活区检测的方法根据混合矩阵的排列方式主要分为三种：空间独立成分分析（sICA）、时间独立成分分析（tICA）和基于邻域的 tICA。

1998 年，McKeown 等首次将 ICA 应用在 fMRI 领域。他们假设脑功能信号和噪声信号的空域分布是相互独立的，将各空间分量作为观测向量，这种方法称为空间独立成分分析（spatial independent component analysis，sICA）。他们应用该算法成功地从脑的功能磁共振图像中分离出了感兴趣的任务相关信号，以及头动、呼吸、心跳等不相关信号[53-55]。2001 年，王娟、罗述谦[56]介绍了 ICA 的原理、方法，并在 fMRI 数据中应用，给出了结论：该方法有效地抑制了 fMRI 数据中的随机噪声及生理信号，增强了功能信号。2002 年，杨竹青[57]设计手指运动试验，用独立成分分析方法成功地提取了运动激活区。2003 年，范丽伟、唐焕文、唐一源[58]运用 ICA 对 fMRI 数据进行分析，并得到了一组有代表性的脑激活区（任务相关，心跳、噪声、眼动等引起），而且给出了与它们相对应的时间序列。结果证实了独立成分分析（ICA）是分离 fMRI 混合数据的一种非常有效的方法。2003 年，钟明军、唐焕文、唐一源[59]介绍了 sICA 的模型和方法，用空间独立成分分析实现了 fMRI 信号的盲分离，并提取了不同的成分。Gu 等[60]深入研究空间独立成分分析在 fMRI 中的应用，并给出了更详细的总结。

另一种应用到 fMRI 领域的 ICA 方法是时间独立成分分析（temporal independent component analysis，tICA），它是将每个体素点的时间序列看作观测向量，提取出由不同因素产生的时间变化曲线。Calhoun 比较了两种方法，将同一数据分别用两种方法处理[61]，结果显示只有在选择合适的参数时，才能理想地分离结果。

但是由于 fMRI 数据的空间维数远大于时间维数，所以 tICA 的计算量要比 sICA 的计算量大得多，因此，一般情况下，学者们普遍采用 sICA 来分析 fMRI 数据。也有学者提出[62]：在 fMRI 数据分析中，感兴趣的效应主要是与运动任务有关的信号。与感兴趣效应无关的其他因素主要有两个来源：一个是生理噪声，主要由心跳、呼吸和血流等引起；另一个是热噪声和成像噪声，由电磁干扰、被试头动等引起。通过合理设计实验，可以保证任务频率与生理噪声的频率不同，则生理噪声所产生的信号与任务所产生的信号在时域内可以看作独立的。由于生理噪声对脑的影响是全局性的，它们所产生的干扰效应与任务效应在空间上的独立性广受质疑。同样，热噪声和成像噪声也不可避免地会影响到全脑的 fMRI 信号。总而言之，干扰效应与任务效应在空间上可能是相关的，但是它们的时间特性却仍然可能是相互独立的。因此，假设 fMRI 数据中可能的信号源是时间独立而不是空间独立更为合理，并且，相比较 sICA 而言，tICA 的物理意义更为明确[62]。

尧德中等[63]通过实验发现 sICA 在处理不同步信号和信噪比较低的同步信号数据时均会得出错误的结论。因为 sICA 认为兴奋的空间分布作为一个整体，独立于背景噪声活动。当存在不同步兴奋时，它们将被视为不同的独立成分。而对于同步兴奋，也需要整体信噪比在一个较高的水平才能够实现分离。为此他们提出了基于微域的时域过程独立的信号模型(temporal process independent signal model, TIM)，分离后的成分通过与参考函数做相关分析来判断该体素点是否激活。参考信号是通过刺激周期与血流动力学相应函数(HRF)做卷积得到的。由于局部的信噪比要高于整体的信噪比，并且不同步的兴奋区一般都不是紧密相邻的，因此处理结果优于 sICA。但该方法对参考函数的依赖很强烈，实际问题中，由于血流、血容量、血氧代谢、血管的空间分布等因素对 BOLD 效应的影响，往往得不到准确的参考函数，这是该方法的不足之处。

1.3.2 时空独立成分分析的研究现状

值得注意的是，无论是 sICA 或是 tICA，均在各自目标领域极大地提取独立性，而不顾甚至"牺牲"另一领域的独立成分，导致对方领域的提取结果不准确；同时，fMRI 数据各空间源信号或时间源信号均很容易相关，如果采用 sICA 或者 tICA 处理数据，那么，目标源信号之间的相关性将几乎为零，提取出的独立成分与源信号之间将存在很大的偏差。这种传统独立成分分析方法没有约束性，因此，它们无论在各自的目标领域或在对方领域分离准确度均不高。为了解决这个问题，Stone 等于 1999 年首次提出了时空独立成分分析(spatiotemporal independent component analysis, stICA)算法，该算法通过共同优化时间源和空间源的独立性，来建立两个领域的平衡，使 fMRI 数据同时在时间域和空间域上最大限度地满足独立统计[64-66]。stICA 在一定程度上限制了空间独立性和时间独立性各自的自由度，允许两领域独立性相交换，这使得 stICA 的数据处理功能十分强大。2002 年，Stone 又将 stICA 应用到真实的 fMRI 数据处理中，并提出更符合物理意义的假设——斜对称源假设，进而总结出倾斜时空独立成分分析(skew-stICA)算法[67]。此后，少数学者也参与研发 stICA。2005 年，Fabian 等提出时空联合近似对角化(stJADE)算法，提高了时空 ICA 算法的性能和鲁棒性[68]。在实际应用方面，Barriga 等将 stICA 应用于猫的视网膜功能反应图像检测[69]。Kohler 等将 stICA 应用于成组 fMRI 图像的批处理分析中[70]。2009 年，

Rasheed 和 Lee 等提出约束时空 ICA(cstICA),通过仿真数据和真实 fMRI 数据测试,与 SPM 处理结果相比,得到了更多的激活区[71]。迄今为止,人们已经发展出多种 stICA 数据处理方法,包括 stJADE 和 stSOBI 等[72]。在时空独立成分分析领域,国内暂时未见报道。

Seifritz 等提出另一种 sICA 与 tICA 联合的方法,即首先采用 sICA 来进行空间定位,画出一个个感兴趣区,紧接着通过 tICA 来提取该感兴趣区内各体素点的独立时间成分[73]。该方法的优势是能够进一步减小出现假阳性错误("原假设 H_0"为非真,接受 H_0)的概率,但同时可能增加了出现假阴性错误("原假设 H_0"为真,拒绝 H_0)的概率。

1.3.3　主成分与核心算法的选择研究现状

fMRI 数据由一系列反映时间过程的图像组成,因此数据量庞大,在保证不丢失任务相关信号的基础上,应尽可能地对数据降维来减少计算量。降维手段主要有主成分分析(principle component analysis,PCA)和聚类分析(clusting analysis),国际上普遍采用 PCA。PCA 是一种基于二阶统计量的数据驱动分析方法,常用于 fMRI 数据的降维处理。PCA 与 ICA 有所不同,Thomas 等对两者做了更深入的比较[74]。PCA 方法的基本工具是奇异值分解(singular value decomposition,SVD),在任务信号和噪声信号方差都很小的情况下,其反映重要信号变化的分量排列在奇异值分解后的前几个分量中。主成分个数的选择对结果有较大的影响,个数选择太少会造成有效信息的丢失,个数太多会造成分离的独立成分重叠,而且增加计算负担。如果能够准确地选择主成分个数,不但会大大提高运算速度、节省运算时间,还会得到准确率非常高的结果。Hurvich 等提倡使用赤池信息准则(Akaike's information criterion,AIC)或最小类型长度(minimum description length,MDL)来确定源信号的数目[75]。有学者指出 MDL 有一些理想的性质,能够逐渐地逼近正确的结果[76],尽管 AIC 没有这些理想的性质,但是如果信噪比相对较低,AIC 方法能够获得更好的结果。也有学者应用拉普拉斯近似(Laplace approximation,Lap)和贝叶斯信息准则(Bayesian information criterion,BIC)确定独立成分的个数,发现尽管潜在的源信号分布是非高斯的,Lap 和 BIC 两种方法估计出的潜在源信号个数是一致的[77]。

在核心算法的选择方面,近几年来出现了许多应用于 fMRI 领域的改进算法,同时在速度和收敛性上得到了极大的提升。目前使用的 ICA 算法有 Infomax

算法、Fast ICA 算法、Orth-Infomax 算法、牛顿型算法等。其中 Orth-Infomax 算法结合了 Infomax 算法(相似的学习形式)和 Fast ICA 算法(正交化过程),准确性更高且运行速度更快[78]。通过实验及对结果的分析表明,Infomax、Fast ICA 和 Orth-Infomax 三种算法都可以较好地分离 fMRI 数据,但是在两个方面各有千秋:就持续任务相关(consistently task-related,CTR)成分图的空间准确性来说,Orth-Infomax 算法要优于 Infomax 算法;就 fMRI 数据时间序列分离的拟合度来说,Orth-Infomax 算法要优于 Fast ICA 算法。2004 年,武振华、史振威、唐焕文等[79]提出了一种新的牛顿型改进算法来提取 fMRI 信号中的各独立成分。与 Fast ICA 相比,该算法除了能够很好地分离出各个独立成分外,还相对地减少了计算复杂性,提高了运算的速度。2011 年,刘润江[80]首次介绍了一种基于峭度的 Robust ICA 算法。2012 年,赵陶钰[81]提炼了 Robust ICA 算法的诸多优点,并将 Robust ICA 算法应用到了 fMRI 数据中,对比 Fast ICA 算法有诸多优势。

传统 ICA 算法(包括 Infomax 和 Fast ICA)采用的基本假设都是 fMRI 数据所有源信号之间是统计独立的,并且潜在源信号的联合概率密度函数(pdf)模式是高峭度且对称的(即超高斯分布)。如果源信号违反了该假设,则传统 ICA 将不能很好地执行分解工作。Hong[82]等人提出源密度驱动独立成分分析(source density-driven ICA,SD-ICA)算法解决源信号不服从基本假设的问题。算法分为两步:第一步用传统 ICA 得到初始独立源,用核估计技术计算源密度;第二步对每个独立源应用改进的非线性函数。SD-ICA 具有更好的灵活性和自适应性,提升了 ICA 的性能。McKeown 曾于 2000 年提出一种 hybrid ICA 方法,用 GLM 对 ICA 结果进行后处理[83]。2006 年,颜莉蓉[84]深入研究了 GLM 和 ICA 模型,发现两种模型具有一些共性,并设法将二者结合起来,提出 SPM-ICA 联合方法。希望既可得到 ICA 无须先验知识的优点,又可利用 SPM 进行统计推断。其基本思想是,首先利用 ICA 方法根据全脑的相应特征定义一个信号子空间,然后利用 SPM 方法在每个体素检验这些信号是否确实对该体素的行为有影响。具体应用的时候,把所有独立成分的子集作为潜在的解释变量,放到 GLM 的设计矩阵中,然后利用高斯随机场理论检验每个区域相应的显著性。应用 SPM 与 SPM-ICA 两种方法分析了 12 个被试的左右手简单对指运动数据。实验结果为 SPM-ICA 方法对颞叶、额叶、扣带回和顶叶皮层的检出率要高于 SPM 方法。

1.3.4 速度与稳定的权衡研究现状

独立成分分析(ICA)在 fMRI 中的广泛应用,使得学者们对算法的运算速度有了越来越高的追求。Calhoun 等学者于 2001 年将 ICA 方法应用到 fMRI 数据的组分析中[85]。首先将每个个体数据独自降维,完毕后把所有受试者的数据整合到一起,形成一个整体数据集,然后再一次进行降维处理,将得到的新数据作为混合信号,进行 ICA 处理,分离出独立的信号。该方法能够减少计算量,缩短运算时间,迅速获得成组水平上的统计结果。ICA 算法也可以应用到对比不同组之间的差别,Calhoun 等提出了对两组数据处理的方案,每个组单独处理,分别得到各自的独立成分,最后结合实际需求分别对有意义的独立成分对比分析,并找出它们的异同,进而在生理学、心理学意义上做出合理的解释,为医学上的临床诊断提供科学依据。然而,Zhang 等人[86]却发现,对基于成组数据的 ICA 处理的第二步降维过程中,若变换受试者的顺序,会对最终结果产生非常大的影响,甚至会导致 ICA 后续结果的严重变异。如果继续使用变异的ICA 结果进行组分析、与行为学数据或量表得分做相关分析、功能网络连接分析等,其分析结果都会存在或多或少的误差,而且可能会直接造成假阳性或者假阴性的结果。张寒等人就此问题,提出了基于稳定组 ICA 的功能磁共振数据分析方法,其主要思想是多次运算取平均,这就大大降低了运算速度,与其初衷背道而驰。因此,如何能在保持较高的稳定性的情况下,尽可能地提高运算速度是一项具有挑战性的问题。

1.3.5 大脑可塑性

目前,越来越多的证据证实了人类大脑的可塑性及其与脑损伤后的神经功能修复密切相关[87]。1930 年,Bethe 首先提出了中枢神经系统(central nervous system, CNS)可塑性的理论,并认为 CNS 损伤后的恢复不但是由于再生,也与残留部分功能重组有关[88]。随后,Luria 等进一步完善了 Bethe 的功能重组理论(functional reorganization),认为受伤后脑的残留部分通过功能重组,以新的方式代偿已丧失的功能,并将功能重组分为系统内功能重组和系统间功能重组。国内外学者普遍接受的活体脑结构重塑(brain plasticity)和功能重组理论是脑损伤后功能康复的理论基础。脑结构重塑和功能重组是指活体脑有适应能力,可在结构和功能上修改自身以适应已改变的客观现实。此理论已经为神经病理、神经病理生理、神经免疫学、神经生物学及神经影像学等所证实。国内外许多研究小组应用 fMRI 从多方面探索,已经证实人脑具有高度可塑性[89]。

Cao 等采用 fMRI 研究 8 例脑卒中后康复的病例,发现其中 6 例患者偏瘫侧手的复杂运动引起同侧辅助运动区(SMA)皮质广泛激活,其中 3 例记录到双侧初级 SMA 皮质激活,另 3 例大面积脑梗死致偏瘫的患者中仅记录到偏瘫手同侧 SMA 皮质的激活。尽管不是全部患者都观察到患肢同侧的激活,但与对照组相比,差异有统计学意义[90]。分析其最可能的原因之一是,某些单侧缺血致偏瘫的脑损伤患者,康复过程中功能性运动传导通路重组,通过非交叉皮质脊髓束或其他间接非交叉通路,恢复并建立了脑损伤前的偏瘫侧手与非梗死半球初级运动皮质之间的联系。

Jang 等研究了任务训练对 4 例慢性偏瘫脑卒中患者脑皮质激活模式的影响,于训练前、后进行 fMRI 检查并进行分析比较,结果发现伴随功能恢复的皮质改变使未受累侧激活减少,而受累侧初级感觉运动皮质激活增加[91]。Jang等在其后的另一项研究中发现,在非受损肢体运动时,所有被试者非受损肢体的对侧初级运动皮质均被激活;在偏瘫肢体运动时,脑外伤患者的偏瘫肢体对侧初级感觉皮质、脑膜瘤患者的偏瘫肢体对侧运动前区被激活,而 10 名正常人均未观察到该现象。由此推断患者的运动皮质进行了重组。Binkofski 等也报道了偏瘫患者的康复与瘫痪对侧运动前区的激活有关[92]。Krings 等对中央沟区域脑瘤患者手运动时进行 fMRI 检查,结果发现初级运动皮质激活程度随偏瘫程度加重而下降,然而未受肿瘤侵犯的 SMA 激活范围明显增大[93],故认为邻近肿瘤区的脑组织激活范围下降可能与肿瘤对血流动力学的影响有关,或与神经元缺失导致激活时引起的血流动力学变化有关,而 SMA 激活范围随偏瘫程度加重而增大,这些均提示皮质运动系统可能发生了功能重组。

为了系统地讨论不同侧大脑半球在脑缺血的中早期功能重组的情况,陈自谦等将脑卒中患者偏瘫侧手运动时 Laterality index(LI)偏侧化指数与其肌力进行相关性分析,结果显示 LI 值近似于理论上的分布趋势,即脑缺血患者偏瘫侧手运动时的 LI 值多呈负值。这些结果表明,当脑缺血患者偏瘫侧手被动运动时,由同侧(健侧)半球执行偏瘫侧手的运动功能[94]。该研究还发现,当脑缺血患者偏瘫侧手运动时,偏瘫侧手肌力较好的患者健侧运动皮质激活面积较小,而患侧运动皮质激活面积较大;偏瘫侧手肌力较差的患者健侧半球运动皮质激活面积较大,而患侧运动皮质激活面积较小。患者偏瘫侧手运动时的 LI 与其肌力的相关性分析结果显示,两者呈正相关($P < 0.01$)。

由此可见，无论何种原因导致的脑损伤，在其自然康复过程中都可能不同程度地存在受损的脑功能区发生重组或移位，这种功能重组不仅发生在同侧大脑半球，而且对侧大脑半球也可能发生相似的变化。

1.3.6 预后评价

对脑损伤患者预后的评估，是神经科学领域中一个相对的难点和盲点。国内外学者都希望找到一个能相对客观地反映脑损伤患者预后的指标，以此指导脑损伤患者的治疗，尤其是治疗前指导。

Karibe 等应用 fMRI 检查了 28 例深部脑出血患者，以冠状位扩散加权成像（diffusion weighted imaging, DWI）确定皮质脊髓束被血肿破坏的程度及其与血肿的关系，并将皮质脊髓束的损伤分为完全中断、部分中断、完整但被血肿压迫和完整但未被血肿压迫 4 种类型。结果发现，皮质脊髓束完全中断和部分中断的患者运动功能的预后欠佳，而皮质脊髓束完整者，不论有无血肿压迫，运动功能预后均较好[95]。该研究在一定程度上证明了皮质脊髓束的完整性在运动功能预后方面的意义，如果皮质脊髓束已完全离断，手术治疗可能并不能改善运动功能的预后。

Small 等观察了 12 例脑卒中患者恢复期的变化，所有患者均为急性单侧偏瘫，偏瘫侧手在 1 个月内恢复部分运动功能；分别观察每例患者手指和手腕运动时的 fMRI 结果，其中 6 例恢复良好者的受损皮质脊髓束对侧的小脑半球出现明显激活，而另外 6 例恢复欠佳者则未观察到这种激活现象；同时，还发现对侧小脑出现短暂的激活，提示脑卒中后运动功能的康复与小脑激活之间可能存在某种联系[96]。

由此可见，治疗前对脑损伤患者进行 fMRI 检查，更有助于功能区的定位，了解各主要功能激活区与病变的关系，可预测治疗后出现功能障碍的风险程度，特别是对肿瘤患者术后复发的估计具有重要意义，从而降低术后并发症的发生率。因此，fMRI 检查能相对客观地反映脑损伤患者的预后。

1.3.7 康复治疗疗效评定的研究

临床上对脑损伤后康复治疗的疗效评定主要依据患者临床症状的改善，缺乏一个相对客观的指标。fMRI 可显示脑损伤康复治疗后局部功能区的残留情况、同侧辅助功能区及对侧功能区的代偿情况，可为脑功能的康复做出相对客观的评价。目前有关 fMRI 应用于脑损伤后康复治疗疗效评定的研究较少，而且大多数的研究对象是功能恢复良好的患者，对功能恢复不好的患者报道很少。

Carey 等对 9 例脑卒中后躯体感觉功能基本丧失的患者康复期进行 fMRI 全程跟踪检查。研究结果表明，脑卒中 3 个月后，患者躯体感觉功能逐步恢复，偏瘫侧肢体同侧第 1 躯体感觉区和双侧第 2 躯体感觉区被再次激活，并且这一激活现象不同程度地持续了 6 个月，说明脑损伤后的功能恢复与未受损和受损脑的可塑性以及脑缺血后的干预有着密切的联系[97]。Dobkin 等对 4 例慢性期脑卒中后偏瘫患者进行踝部背屈功能的锻炼，同时应用 fMRI 对其功能激活区进行动态的观察。研究结果表明，最初的激活区域位于初级运动感觉系统的胸腰部肌肉投影区内，以后随着训练频率的增加和训练时间的延长，激活区域渐渐向足部投影区聚集，同时对侧扣带回和第 1 感觉区也可见激活区域[98]。

Dong 等对 8 例轻度偏瘫患者的偏瘫肢体进行为期 2 周的康复治疗，训练方式为强制性抓捏不同物品，同时应用 fMRI 对其治疗前、治疗中及治疗后的功能激活区进行动态观察。结果显示，偏瘫肢体同侧的初级运动皮质激活面积随着时间的延长呈线性递减；根据 Wolf 运动功能量表评估结果，治疗中期的初级运动皮质的 LI 可及时预测治疗后偏瘫肢体的运动功能；偏瘫肢体同侧的初级运动皮质治疗前、治疗中激活面积的变化，与治疗前、治疗后 Wolf 运动功能量表评分的变化相关联[99]。因此，评定患者脑梗死程度、初级运动皮质激活面积的变化以及功能评分的关系有助于确定康复治疗措施是否成功以及最佳治疗持续时间。肖慧等应用三维纤维束示踪成像随访 15 例急性脑梗死患者，结果显示病变好转时，梗死区血供重新建立，各向异性值也相应升高。

龙莉玲等在 2007 年探讨了 fMRI 定量分析对临床康复治疗评价的应用价值[100]。观察到，双侧刺激所引起的中枢激活体积明显大于单侧刺激，随治疗时间的延长，激活体积逐渐增大，而且激活体积的上升幅度以治疗后 1～14 天最大。早期(1～2 周)脑区激活的上升幅度大于治疗后 3 个月。因此，提出发病 7～14 天开始进行双侧性的康复训练将会更好地促进中枢神经系统的恢复及代偿，其结论与 Seto 等在 2001 年的研究结果一致[101]。

目前还有文献报道，将 fMRI 与 DTI 两种成像方法有机地结合分析，可以对结构和功能之间的关系得出新的认识，能无创地研究不同脑区之间的潜在联系，这对了解脑损伤后功能区的重组非常重要。

由此可见，fMRI 检查以与代谢相关的血流变化为基础，能为各种原因所致损伤脑组织康复情况提供定性、定量和动态信息。而既往传统的神经和心理检测法将患者某种功能的缺陷归咎于局部的脑病变,不能全面反映脑损伤后整个大脑的病理生理学改变。对于脑损伤患者,fMRI 检查能准确地判断其脑功能区是否消失、移位,病变周围是否存在脑功能区,对治疗和预后判定有指导意义,而且 fMRI 检查有助于康复治疗计划的选择和制订,以使患者达到最佳的恢复状态。因此,可根据 fMRI 检测结果,来判断不同干预措施或相同干预措施不同的干预程度的疗效,从而有选择性地进行针对性的康复治疗,可为脑损伤康复的研究开辟崭新的途径。

1.3.8 fMRI 的临床应用研究现状

fMRI 的临床应用十分广泛,包括神经外科、神经内科、药理学和精神病学等领域。在神经外科的应用主要有:脑肿瘤的治疗、癫痫手术、脑动静脉畸形、海绵状血管瘤等颅内血管畸形手术等;在神经内科的应用包括:老年痴呆(Alzheimer's disease, AD)、脑卒中、多发性硬化及帕金森综合征等多种脑部疾病[102-105]。在药理学应用中,fMRI 的快速、无创性、可重复性特点有利于跟踪检测神经性药物的疗效和药理机制,并进一步地对药物作用进行神经解剖定位[106]。在精神学方面的应用包括:精神分裂症(schizophrenia)、抑郁症(depression)、儿童孤独症(autism)、儿童注意缺陷多动障碍(attention deficit hyperactivity disorder, ADHD)等[107-108]。

2002 年,Andreas R. Luft 等通过对 11 名自愿者进行手指、肘部和膝盖弯曲运动的 fMRI 实验研究了上肢运动与下肢运动时大脑激活区的差异。提出上肢运动与下肢运动的激活状况有相似之处,但也有本质不同[109]。他们利用统计参数图(statistical parametric mapping, SPM)方法来提取激活区,并重点关注 5 个感兴趣区(regions of interest, ROI):初级运动皮层(primary motor, M1)、躯体感觉皮层(somatosensory cortex, S1 或 SMC)、运动前区(premotor cortex, PMC)、补偿运动区(supple-mentary motor area, SMA)、小脑区(cerebellum)。其中补偿运动区(SMA)分为前补偿运动区(preSMA)和固有补偿运动区(SMA-proper)[110]。肘部与膝盖的激活差异主要表现在:SMA-proper 在膝盖运动时非常活跃,而在肘部运动时几乎不见($P < 0.05$);手指运动虽然激活很小,但在 SMA-proper 也可见激活。同侧 M1 在膝盖运动和手指运动时均被检测出来,而肘部运动却未发现($P < 0.05$)。膝盖运动相对其他运动模式在 M1 和 S1 区的偏侧化优势小。这些数据揭示了单独的肘部运动和膝盖运动在大脑运动功能区的不同。

2003 年，Carey 等应用 fMRI 调查了脑卒中后踝关节跟踪训练是否可以增强踝关节功能和大脑康复。他们对脑卒中后的患者进行 5 周的踝关节跟踪训练，并实时地测试 15.24 m(50 步)步行时间、踝关节运动范围、踝关节跟踪精度和跟踪训练过程的最大背屈幅度。训练后，患者的各项指标均有不同程度的改善，大脑额叶及顶叶区域的激活也明显增加。研究结果表明，大脑的重组功能不仅对上肢有效，对下肢也同样如此[111]。如图 1.2 和图 1.3 所示。

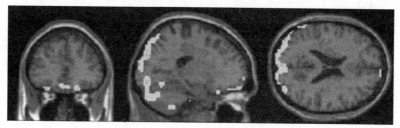

图 1.2　正常组踝运动时 fMRI 激活特征

Fig. 1.2　fMRI activation characteristics of the ankle in the normal group

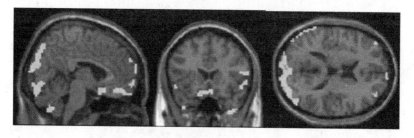

图 1.3　脑卒中患者健侧踝运动时激活特征

Fig. 1.3　Activation characteristics of the contralateral ankle movement in stroke patients

脑卒中患者偏瘫侧踝关节运动时主要激活对侧半球 SM1 区和 PMC 区，同侧 SM1 区、PMC 区也可见不同程度的激活，对侧半球的激活体积大于同侧。如图 1.4 所示。

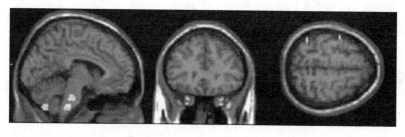

图 1.4　脑卒中患者偏瘫侧踝运动时激活特征

Fig. 1.4　The activation characteristics of stroke patients with hemiplegia

由此可得出结论，脑卒中患者健侧踝关节运动时激活区与正常人群组相似；偏瘫侧踝关节运动时除了对侧半球初级感觉运动区(SM1 区)激活之外，同侧 SM1 区、运动前区(PMC 区)也可见不同程度的激活，对侧半球的激活体积大于同侧，但总体激活区小于正常人，可知此处的激活区域为受损功能区。若根据激活区域的差异，为脑卒中患者制订有针对性的康复训练计划，则一段时间后患者的各项指标均有不同程度的改善，激活区的数量和面积都有所增加，大脑额叶及顶叶区域的激活也明显增加。

2004 年，美国加州大学洛杉矶分校 Bruce 等对踝关节背屈运动在下肢康复中的机理进行了更加深入的研究。通过动态监测不同阶段主动踝关节背屈的 BOLD-fMRI 结果与患者临床康复效果联合分析，得到大脑初级运动皮层对踝关节背屈的运动控制随患者运动功能的增强而递减。并指出踝关节背屈是整个步态周期中摆动和初始站立的重要运动形式，步态训练后腰椎肌肉参与了下肢运动，提出脊椎上控制行走的神经网络可以间接地由踝关节背屈评价。踝关节背屈运动可以作为步态康复训练中耐力、强度等效果 fMRI 检测的最佳运动模式。图 1.5 为训练前、训练中和训练后的激活区域差异图。

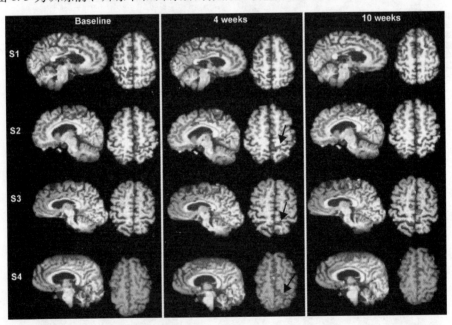

图 1.5　康复训练不同时期的踝运动激活图

Fig. 1.5　Rehabilitation training in different periods of the activation of the ankle motion

同一年，Macintosh 等对踝关节背屈的 fMRI 实验模式做了优化设计研究，提出不同的踝关节背屈运动角度会在 M1 和 SMA 产生不同的 BOLD-fMRI 信号强度，同时产生的肌电信号强度也不同。踝关节背屈的幅度增大，fMRI 信号强度和肌电信号强度都有不同程度的增加。12 名健康受试者中有 10 名满足上述关系[112]。2008 年，Jennifer M. Newton 等利用一种新颖的磁共振兼容设备实时地检测踝关节、膝关节和髋关节的转矩，并统计了各个任务模式的激活状况，对下肢运动功能的研究提供了更可靠的评估标准[113]。Christian Enzinger 等注重对运动注意力的训练，通过提高患者运动注意力使不同的大脑功能网络共同参与执行一件简单的、重复性的运动(踝关节运动)，来进行增强大脑功能区重组和运动功能网络连通性的研究。他们发现，中风患者健侧大脑激活随残疾程度的增加而增加，增加区域主要是 SMC、SMA。这是失去了正常两半球 SMC 间的抑制和大脑自适应地分配未损伤通路进行代偿共同作用引起的[114]。此外，下肢运动功能的临床应用也偶有突破。如 Olga Ciccarelli 等利用踝关节主动运动和被动运动的 fMRI 功能反应来研究临床患者原发性多样硬化症[115]。John P. Phillips 等应用踝关节背屈 fMRI 对小儿脑瘫进行体重支撑、跑步训练等试点研究[116]。国内相关研究起步较晚，所报道的文献也极为有限。

综合国内外的 fMRI 应用研究可知，大脑具有重塑性，并在其自然康复过程中都可能不同程度地存在受损的脑功能区发生重组或移位，而且这种功能重组不仅发生在同侧大脑半球，对侧大脑半球也可能发生相似的变化。治疗前对脑损伤患者进行 fMRI 检查，有助于功能区的定位，了解各主要功能激活区与病变的关系，可预测治疗后出现功能障碍的风险程度，从而降低术后并发症的发生率。脑卒中后可以先通过 fMRI 对受损大脑的功能区进行定位并分析其可能致病原因，然后制订具有针对性的康复训练计划，在训练的同时再用 fMRI 进行监测，以此能实时评估康复效果。最后还要对康复后的患者进行跟踪监测，评定其治疗的疗效。所以 fMRI 对脑卒中的治疗和预后判定有指导意义，而且 fMRI 检查还有助于康复治疗计划的选择和制订，以使患者达到最佳的恢复状态。因此，fMRI 在脑卒中后的康复治疗中具有重要作用。fMRI 还可显示脑损伤康复治疗后的局部功能区残留情况、同侧辅助功能区及对侧功能区的代偿情况，可为脑功能的康复做出相对客观的评价。

虽然从 fMRI 应用于脑卒中后运动功能康复至今，发表在国际重要期刊上的关于运动功能康复的文章有 4000 余篇，但是关于下肢运动功能康复的文章却只有不足百篇，直接与主题相关的更是屈指可数。所以对下肢功能康复的研究还处于基础研究阶段。因此，深入研究下肢功能康复机制、恢复患者行走能力是脑卒中后神经康复高度重视的目标，它距离临床指导康复还有很长的路要走。

1.4 本书的主要工作

本书在准确理解 BOLD-fMRI 对比度机制、信号产生和各种噪声干扰及影响的基础上，列举现有的 fMRI 数据处理与分析方法的不足，针对 fMRI 数据特点并对比原有方法，研究更加合理有效的 fMRI 数据处理方法，应用于临床脑功能实验研究。本书主要内容如下：

第 1 章是绪论。简要介绍了无创伤脑功能成像技术种类和发展，阐述了选题研究的目的和意义。总结了本课题近 20 年来国内外的研究现状和研究成果，并指出部分方法的不足与局限。最后概括了本课题的研究内容。

第 2 章是邻域自相关 ICA 在 fMRI 激活区提取中的应用研究。介绍了磁共振成像的技术基础和成像原理，功能磁共振成像的对比度机制、实验设计、噪声种类和部分数据处理方法，重点介绍了独立成分分析的模型、寻优算法以及在 fMRI 中的应用方式等。针对邻域相关方法严重依赖血流动力学响应函数的缺点，提出一种邻域自相关 ICA 方法全自动提取 fMRI 激活区，应用假设检验对提取后的结果进行严格的准确性和稳定性分析。结果表明，该方法具有良好的准确定和稳定性，对比结果具有统计学意义。

第 3 章是改进 stICA 算法的同个体（主、被动）运动激活模式研究。分析了传统 ICA 在基本假设上的失败，介绍了更符合物理意义的时空独立成分分析模型，针对原有 stICA 的缺失与不足提出了基于 Infomax 判据的 stICA 优化算法。通过对仿真数据的处理，证明了本书算法的正确和优越。应用该算法对踝关节主动运动与被动运动的激活模式进行对比研究，证实了两种运动的激活模式非常相似，指出被动运动可以作为无法进行主动运动时理想的替代刺激手段。

第 4 章是结合 stICA 和 GLM 算法的神经性噪声干扰消除研究。对比了一般线性模型（GLM）和时空独立成分分析（stICA）两种模型，深入分析了两种模型各自的优势与不足，讨论了两种模型的共性和差别，提出了 stICA-GLM 联合算法。通过仿真数据，讨论了该算法的工作原理和流程，证明了新的联合算法具有更高的准确性。指出受试者在进行被动运动时，大脑思维不受控制，将产生大量神经性噪声，并通过文中实验得到证实。将 stICA-GLM 联合算法应用于对神经性噪声影响的消除，起到了明显的效果。

第 5 章是 Fast-stICA-GLM 算法对不同个体下肢激活状况的研究。比较了 Infomax 算法和 FastICA 算法在 fMRI 中的应用，提出基于固定点的时空独立成分分析算法更适合处理 fMRI 数据。对两种方法分别进行了准确性分析和稳定性分析，证明了 Fast-stICA-GLM 算法在 fMRI 数据处理与分析中的应用最为成功，不但能够保证足够的准确性和稳定性，同时也能保证较快的运算速度，能够应付复杂的 fMRI 数据类型以及大规模数据量。应用该方法分析了个体与群体和个体与个体之间被动运动的激活状况。通过实验指出，经充分除噪后，不同个体之间被动运动的激活状况更加接近，趋于一个较为固定的激活模式。

第 6 章是脑卒中后下肢运动功能康复的 fMRI 研究。应用 Fast-stICA-GLM 算法作为数据处理手段对脑卒中后患者进行为期 6 周的跟踪 fMRI 研究，记录脑卒中患者在康复训练期间，下肢运动功能皮层的重组情况，探索功能区的重组规律。研究发现，受损功能的恢复需要经历 4 种状态周期：无激活期、健侧激活期、双侧激活期和患侧激活期，患侧激活体积和偏侧化指数始终呈上升趋势；随着功能区的重组，激活簇的重心发生有规律的移位变化；实验结论对康复计划的制订具有指导作用。

第 7 章是总结与展望。总结了本书工作，对 fMRI 的未来研究方向进行了展望。

第2章 邻域自相关 ICA 在 fMRI 激活区提取中的应用研究

随着核磁共振技术的不断发展和脑神经科学的日益突破，人们对神经系统的研究不再局限于解剖定位，而是通过探索磁共振这种无创伤、非介入性的检测方法，来获取大脑中的功能信息。功能磁共振成像(fMRI)是 20 世纪 90 年代以后发展起来的一种新技术，它的无创伤性、无放射性、较高的时空分辨率、可多次重复操作等多重优点使其得到了越来越广泛的关注。在本章中，分别阐述了功能磁共振成像的基本原理以及在实际中的应用。

2.1 功能磁共振成像简介

功能磁共振成像是一种新兴的神经影像学方式，其原理是利用磁振造影来测量神经元活动所引发的血液动力的改变。由于 fMRI 的非侵入性、没有辐射暴露问题与其较为广泛的应用，从 1990 年开始就在脑部功能定位领域占有一席之地。目前主要运用在研究人及动物的脑或脊髓。

功能磁共振成像[117]是在核磁共振成像(magnetic resonance imaging, MRI)的基础上发展起来的。MRI 是自旋的原子核在磁场中与电磁波相互作用的一种物理现象，它的应用有一定的理论基础。

人脑是人体最重要的器官之一，对于人脑功能的探求无疑是一件意义重大的事情。近年来，认知神经学成为神经科学的一个重要的发展领域，它主要是研究人脑如何完成各种精神活动的一项科学。人们最初是根据在脑组织局部损伤后观察脑功能的变化，从而得出结论，但是这种方法具有局限性。在医疗行业中，无创伤性的检查方法更具有实用性。目前，无损伤性研究脑功能的技术也在不断涌现更新，现在医院中投入使用的设备如正电子发射断层成像(PET)[118]、脑电图(EEG)[119]和脑磁图(MEG)[120]等均为无损伤检查模式。也有研究者使用光学的方法检测脑功能。

在众多模式中，功能磁共振成像是一种非常有效的研究脑功能的非介入技术，现已经成为最广泛的脑功能研究手段。它虽是一种非介入性技术，却能对特定的大脑活动的皮层区域进行准确、可靠的定位，空间分辨率达到2 mm^3，并且能以各种方式对物体反复进行扫描，fMRI 还能够实时地跟踪大脑功能区的信号变化。

2.1.1　功能磁共振成像的物理基础

MRI 是 fMRI 的理论基础[121]，首先需要对 MRI 有一个详细的掌握。在科学研究和生产实际中，人们只能通过相关设备测量样品或被检测体中大量的同种核的集体行为，而对单个核的性质的研究还不明确。对于同种核的集体行为，可以进行宏观描述，进而得到想要的信息，作为临床医学上诊断的依据。

在研究大量自旋核磁矩的宏观性质时，用磁化强度来对其进行描述。设外磁场为 B_0，在没有外磁场 B_0 的情况下，由于自旋核集体中的各个原子核的磁矩的方向错乱无序，所有原子核的磁矩的总矢量和为零，对外不呈磁性。

当自旋核集体置于外磁场 B_0 中时，每个自旋核都会在外磁场的作用下以一定的角频率围绕 B_0 的方向进动，并且会发生能级分裂，使核磁矩平行于 B_0 的处于低能级，反平行于 B_0 的处于高能级。位于低能级上的核数会多于高能级上的核数。对于质子(氢核)来说，磁矩只可能在两个方向上发生进动。

所谓磁化就是把本身没有磁性的物质放入磁场中获得磁性的整个过程。这种物质叫作磁介质。磁介质在磁化后会形成自己的磁场。根据磁介质在外磁场中磁化性质的不同，将其分为以下几种：抗磁性、顺磁性、铁磁性和反铁磁性物质。顺磁性物质的磁化强度随着温度的降低会有所增大，当去除外磁场时，顺磁性物质会发生去磁化。而抗磁性物质的磁化强度不随温度变化。

含有过渡元素的生物大分子，在一定的条件下会表现为顺磁性，如含有铁元素的血红蛋白、含有铜元素的肝铜蛋白和含有钴元素的维生素 B 等。上面举的例子有条件限制，如血红蛋白与肌红蛋白在未与氧结合时，表现为顺磁性，但是与氧结合后就会变成抗磁性。常见的抗磁性物质有水、生物体组织以及大部分有机物等。

外磁场 B_0 的方向定义为纵向，与其垂直的方向定义为横向，质子在外磁场中的磁化可以近似看作两个背向的圆锥面。当自旋核围绕 B_0 进动过程中，设处在圆锥面上的进动磁矩是均匀的，那么磁矩在横向平面上的分量相互抵消，导致横向平面上的分量为零。因此，可以称自旋核系统被外磁场纵向磁化。

设与 B_0 方向相同的最大的纵向磁化强度矢量为 M_0，总的磁化强度 M 在 xOy 平面上的横向分量为 M_{xy}。相对于外磁场 B_0，M_0 是很微弱的，现实中很难测量。为了将 M_0 从 B_0 中分离，可以在 xOy 平面上沿 x 方向施加一个射频磁场 B_1，B_1 的方向垂直于 M_0。以上施加 B_1 的过程叫作对磁化矢量的激发。

当射频脉冲的角频率等于自旋核在外磁场中的角速度时，质子系统总磁化量 M 的实际运动轨迹是一个由上向下、半径越来越大的螺旋线，在物理学上称为章动。

在磁共振的研究领域中，弛豫指的是原子核发生共振时，处于非平衡的高能级状态向平衡的低能级状态恢复的过程。在对磁化矢量激发过程中，单位时间内由低能级跃迁到高能级的核数会多于由高能级跃迁到低能级的核数，也就是"共振吸收"的概念。弛豫过程中，不经过能量辐射就使得系统回到低能级状态，这个过程需要一定的时间。

自旋质子之间以及质子系统与外界环境交换能量方式有所不同，弛豫主要分为两种方式：自旋—晶格弛豫和自旋—自旋弛豫。在关闭射频脉冲的作用后，系统会发生两种独立恢复过程，分别称为纵向弛豫 T_1 和横向弛豫 T_2。纵向弛豫就是自旋—晶格弛豫，横向弛豫是自旋—自旋弛豫。

2.1.2 人体组织的弛豫特性

参与磁共振过程的物质要求必须含有磁性核。人体组织中含有的磁性核及其主要性质如表 2.1 所示[122]。

表 2.1 人体组织内含有自旋特性的元素

Tab. 2.1 Elements of spin properties in human tissue

核素	自旋量子数	人体组织的浓度 /(mmol·L^{-1})	自然丰度/%	相对灵敏度
^{1}H	1/2	99980	99.985	1.0000
^{2}H	1	15	0.015	0.0096
^{13}C	1/2	100	1.10	0.0160
^{14}N	1	1600	99.64	—

续表 2.1

核素	自旋量子数	人体组织的浓度 /(mmol·L^{-1})	自然丰度/%	相对灵敏度
^{17}O	2/5	31	0.037	0.0290
^{19}F	1/2	0.004	100	0.8340
^{23}Na	2/3	44	100	0.0930
^{31}P	1/2	387	100	0.0670
^{39}K	2/3	45	93.08	0.0005

在条件相同的情况下，等量的不同磁性核所产生的磁共振磁化强度的变化范围很大。表 2.1 中的相对灵敏度一项是以氢核 ^{1}H 为基准来比较的。根据表 2.1 中数据，从自旋量子数、人体组织的浓度、自然丰度和相对灵敏度几个方面的数据比较结果看，氢核 ^{1}H 是用于生物体磁共振测试的最佳研究对象。因此，在医院中使用的核医学成像系统使用的都是氢核 ^{1}H。随着对核磁共振的不断深入研究，近年来，人们已经投入到基于 ^{23}Na 的心脏成像以及基于 ^{31}P 的脑成像的研究中。尽管人体组织中 ^{23}Na 和 ^{31}P 的自旋核的磁共振信号都十分微弱，但是它们作为对氢核 ^{1}H 的补充，将可以给出更加丰富的信息。

人体中最多的成分是水，约占体重的 70%，水中的氢质子的密度远远超过其他组织中的氢质子，这是目前核磁共振成像中的氢质子主要来自水的原因。而人体组织的弛豫时间的差异也源自组织中含水量的不同。异常病变组织的含水量会有较大变化，如肿瘤检测中，T_1 和 T_2 值都会延长。但是外磁场的大小对组织的弛豫时间也是有重要影响的[123]。

2.2　功能磁共振成像

2.2.1　BOLD-fMRI 对比度机制

1946 年，美国斯坦福大学的 Felix Bloch 和哈佛大学的 Edward Purcell 分别研究，几乎同时发现了磁共振(MR)现象，促进了 MR 频谱学的建立[124-125]。由于此贡献，他们共同获得了 1952 年的诺贝尔物理学奖[126]。纽约州立大学的 Damadian 医生在 1971 年发现肿瘤组织的纵向弛豫时间 T_1 和横向弛豫时间 T_2 比正常组织长[127]。1972 年，Hounsfield 成功设计了计算机断层扫描技术[128]。

1973 年，Lauterbur 和 Mansfield 得到人类历史上的第一幅磁共振图像[129-130]。这些成果大力地推动了磁共振在医学领域的发展。直到 1977 年，由 Damadian 研制成功的世界上第一台全身磁共振扫描仪问世了[131]。由于 Lauterbur 和 Mansfield 在磁共振成像领域的突出贡献，他们两人共同获得 2003 年诺贝尔生理学或医学奖。

1989 年，Ogawa 等发现血氧水平依赖(blood oxygenation level dependant, BOLD)现象，为 BOLD-fMRI 技术的诞生奠定了理论依据[132]，但是在当时并没有马上应用在 fMRI 中。1991 年，Belliveau 等人用注射顺磁性造影剂 Gd-DTPA 的办法增强了 T_2^* 对比度，得到了第一幅大脑视觉皮层的功能磁共振成像。BOLD 对比度机制被发现之前，MRI 的功能成像就是以注射造影剂的方法展开的。用 MRI 完全无损地测量人脑激活信息的实验最早在 1991 年 8 月的第十届医学磁共振年会上由 Brady 博士提出。接着在 1992 年 7 月，同时正式发表了若干个 MRI 实验结果，能够完全无损伤地探测人脑激活，通过这些实验观察到由视觉刺激引起的大脑视觉皮层的激活和由手指运动引起的运动皮层的激活。为了解释这些实验结果，引进了血氧水平依赖性对比度(BOLD)的概念。BOLD 不需要注射有害的造影剂或示踪剂就可以测量人脑激活时的血液动力学变化，由于该优势，BOLD 在 fMRI 脑功能的研究中被广泛应用。1995 年，人们发现某些情绪不能多次重复实验，因此发展出了事件相关(event-related)fMRI。随着实验设计的完善，成像技术的进步，fMRI 的研究渐渐地延伸至更多的领域中。

BOLD-fMRI 以 T_2^* 时间的变化情况作为检测信息，扫描序列采用回波平面成像(echo planar imaging, EPI)，得到 T_2^* 加权图像[133]。EPI 序列参数中回波时间(TE)是反映磁敏感性变化的重要参数，通常为 30～50 ms。金真等认为短 TE 比较合适[134]。如图 2–1 所示。

其基本原理是：当人的大脑接受某种感觉或运动刺激时，或者接受某种认知任务时，大脑皮层的局部神经活动增强，不同神经核团之间的联系加强，系统的代谢率增大[如图 2.2(a)]，导致弛豫时间 T_2^* 减少，从而在 T_2^* 加权的功能像上出现信号增强[如图 2.2(b)]。大脑接受认知任务到产生磁共振信号的过程，可以用流程图 2.3 表示，这是对脑功能成像生物学机制的一个概括和总结。

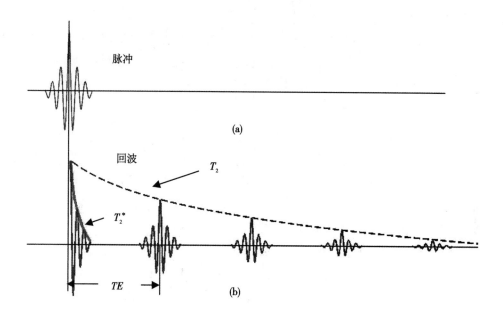

图 2.1　EPI 序列的射频脉冲时序(a)和这个序列中的回波信号(b)

Fig. 2.1　RF pulse timing of EPI(a)and echo signal(b)in this sequence

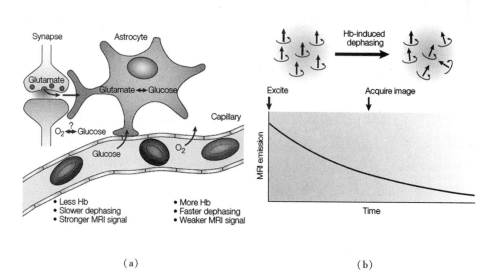

图 2.2　BOLD-fMRI 原理

Fig. 2.2　BOLD-fMRI theory

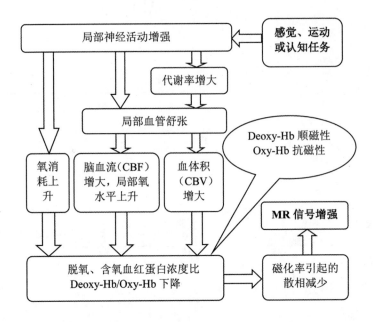

图 2.3 脑血流 CBF、血体积 CBV、BOLD 对比度与脑活动的关系

Fig. 2.3 Relationship between cerebration and CBF、CBV、BOLD contrast

Ogawa 等人[135]建立了基于血管分布的生物物理的模型,采用蒙特卡罗仿真技术对不同血管的血液流体效应进行了对比分析,结果表明在体素内有 75%的血容量来自毛细血管,25% 的血容量来自小静脉。如图 2.4 所示。该仿真实验说明毛细血管及毛细血管外贡献的 BOLD 对比度成分比来自小静脉或大静脉的多。理论模型和先验的实验数据说明高磁场可以提供较大的任务相关信号改变量,而且由于 MR 信号漂移与磁场强度无关,所以高磁场能够提供较高的 BOLD 信噪比。磁场强度分别为 1.5,3,4 T 时,BOLD 信号改变约为 2%,3% ~5% ,8%。因此,为了获得更准确的 fMRI 脑激活图,应尽可能采用较高的磁场强度。国际上最高的 MR 场强为 7 T,目前只限于动物实验。

2.2.2 功能磁共振成像实验设计

目前常用的实验设计范式有三种:组块设计(block design)、事件相关设计(event-related design)和混合设计(mixed design)。其中,组块设计是本课题中主要采用的设计方法。在组块实验方法中,一系列具有固定周期的"任务"刺激和没有任务时的"休息"刺激交替进行,再将任务刺激和休息刺激的信号强度做对比,就可以得到与刺激任务相关的脑区位置。

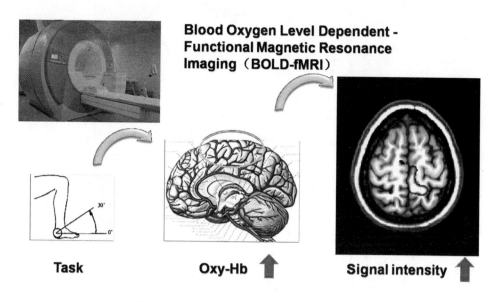

图 2.4　任务刺激引起的大脑局部血流量增加

Fig. 2. 4　Increased local blood flow to the brian due to task stimulation

单次刺激的 BOLD 信号非常微弱，在组块设计中需要将多次刺激叠加，当叠加到一定程度时，BOLD 信号会达到峰值。达到峰值的时间大概为 5 ~10 s，之后会持续一段时间。重复时间（TR）一般为 2 ~3 s，因此 block 长度一般需要 7 ~15 个 TR，太长或太短都会影响精度，该结论将运用在文中时间自相关的算法中。如图 2.5 所示。

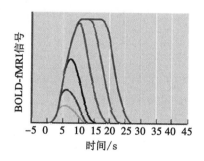

图 2.5　BOLD 信号曲线与刺激时间的关系

Fig. 2. 5　Relationship between BOLD signal and stimulation time

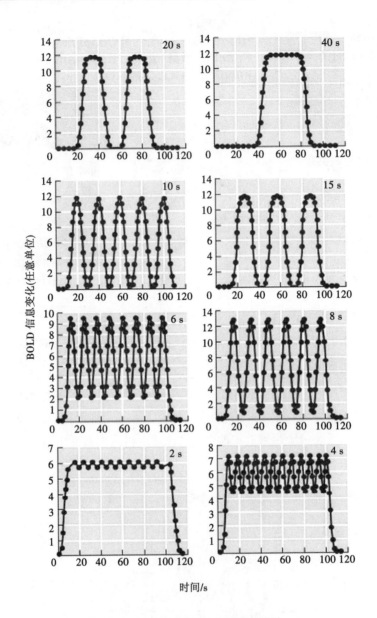

图 2.6　block 时间设计对信号的影响

Fig. 2.6　Influence of block time design for signal

　　组块的长短对实验结果影响很大，实验设计中要设计多组组块，如图 2.6 所示。如果组块与组块之间时间间隔过短，就会发生信号达到峰值后不能充分还原，这样任务与休息之间的信号差就会缩短，对比度不明显，许多脑区不能被识别。而组块过长则会受到低频噪声(0.015 Hz)的干扰，因此合理的实验设计是实验成功的重要条件。作者前期的实验研究结果表明,组块长度在小于 7 s 或大于 15 s 的情况下,结果均不理想。组块长度设为 10 s 时会获得良好的结果。另外,由于设备开与关的时刻噪声最强,也会对实验数据造成严重影响,因此,fMRI 实验数据采集前后要有充足的预留采样点,在数据处理前将其去掉。

2.2.3　功能磁共振噪声源分析

fMRI 数据包含复杂的时空结构噪声和相对较弱的真实信号,如何将真实的任务相关信号从复杂的混合信号中提取出来是 fMRI 的一项巨大挑战。一些生理现象(包括呼吸、心跳和受试者的身体活动等)都会使磁化率、质子密度和弛豫时间等物理量产生变化,其他潜在的噪声来源是扫描仪不稳定导致的信号漂移、信号振荡和其他复杂的图像伪影[136]。这些噪声源共同叠加在 BOLD 信号上的结果就是与任务相关的激活信号显著性大大降低,各种检验的统计量也会减小[137]。例如,在一幅由 t-检验得到的功能图像中,噪声会导致 t 值的降低和显著激活体素的减少。噪声还会使 BOLD 对比度的敏感性下降[138]。图 2.7 简要描述了 fMRI 信号的测量过程。

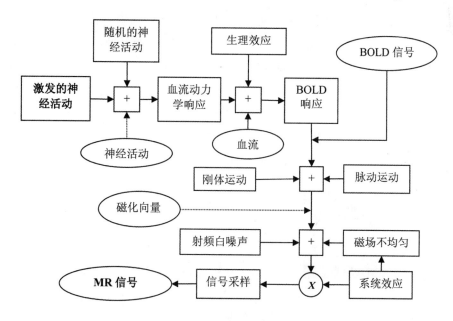

图 2.7　fMRI 信号测量过程

Fig. 2.7　fMRI signal measurement process

从图 2.7 可见，除了实验任务激发的神经活动外，随机的神经活动也将引起血流改变。这些随机的神经活动包括紧张和焦虑的心情、琢磨不定的思维和烦躁不安的情绪，等等。如果是被动运动，辅助人员带来的不同触感也会产生影响，而且这些影响可能与实验设计模式非常吻合。随机的神经活动是造成个体差异的重要原因，这一点可以通过第 4 章实验结果得到证实。相同的受试者在相同的实验环境下连续两次进行被动运动实验，其结果差异非常大。这些差异主要由随机性的神经活动造成，称之为"神经性噪声"[139]。

此外，其他生理因素也会对 BOLD 信号产生影响。各种不同形式的运动都会成为测量过程的噪声源，包括头部刚体运动、心脏和呼吸周期导致的脑组织脉动、呼吸和说话导致的局部磁场改变等[140]。

在 fMRI 实验过程中，受检者的头部运动是影响 fMRI 数据分析最大的干扰因素。图像中每个体素点的信号都来自扫描仪里的大脑，而相对扫描仪而言，大脑应该是一个固定的"盒子"，如果受试者在扫描过程中移动，那么信号源的坐标就会移动，即便是很小的运动都会造成巨大的错误，当头部运动与刺激任务相关时，将导致完全错误的激活区域[141]。采用图像配准技术可以校正头部的平移、旋转刚体运动，但是这些方法不可能校正所有的运动效应。而且由于受到数据处理时间的限制，配准时不可能采用理想的插值方法，这将导致插值误差。插值误差主要是低频运动的函数，所以构成了低频噪声源。即使运动校正之后，fMRI 数据仍然存在低频漂移[142]。运动还会产生更复杂的影响，叫作自旋历史效应（spin history effect）。这种效应会造成大脑的某一部分"时明时暗"，并且这种影响无法建模，不可逆[143]。

由于实验时间较长，受试者疲劳导致头部缓慢移动，激活区主要集中在脑的轮廓线上，而且其时间序列从高到低缓慢变化。如图 2.8 所示。

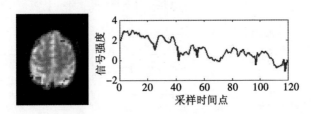

图 2.8 缓慢头动

Fig. 2.8 Slow head movements

受试者也可能在短时间内有大幅度的头动（平移或者转动），激活区同样出现在脑的轮廓线上，其时间序列有一个突然的变化。如图 2.9 所示。

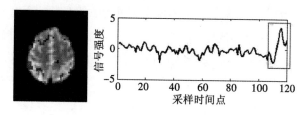

图 2.9　突然头动

Fig. 2. 9　Sudden head movement

影响 fMRI 最主要的两个周期性生理噪声源是心跳和呼吸。心跳导致周期的血流，由于血压改变，会引起血流脉动运动。周期的血流效应主要局限于血管，但是血流脉动运动可以波及整个大脑。呼吸不仅可导致非典型的血氧含量改变，而且会引起脑组织的轻微偏移。无论是血氧含量改变还是脑组织偏移都会导致 MR 信号强度的改变[144]。好在呼吸和心跳的频率是能够测量的，并且可以建模，通过参数估计将其去除。这类模型称为干扰解释变量（Nuisance co-variate）[145]。而实验过程中受检者说话和吞咽引起运动关联的效应则完全是随机的，无法通过建模消除。除了心脏和呼吸相关的噪声以外，fMRI 时间过程还存在其他低频噪声。这些噪声主要由系统热噪声和扫描仪自身的不稳定引起。热噪声来自离子的布朗运动。众所周知，离子是带电的，它的运动会产生局部电流，造成电磁场的波动，影响 MR 信号的精度[146]。这种电磁噪声类似于收音机调到了没有频道的时候，是一种高斯噪声，可以通过调整参数或空间平滑的方法去除[147]。扫描仪自身的不稳由射频线圈引起：射频电磁波（radio frequen-cy，RF）连续发射，它的能量会出现轻微抖动，对全局图像造成一定的影响[148]。

要减小噪声对信号的影响，需要合理地设计实验、固定头部，另外还要告诫受试者，尽可能什么都不要想（即便这是不可能的）。除此之外，更重要的就是数据的后期处理方法。SPM 软件提供了 fMRI 数据的预处理过程，包括头动校正、图像分割、图像配准以及空间平滑等。极大限度地限制了多数噪声的干扰，但某些结构性强的噪声仍然不能完全消除。这就需要在数据的统计分析过程中，去伪存真，从复杂的"时空结构"中提取出真正需要的信号。

2.2.4　功能磁共振数据统计分析方法

应用于 fMRI 数据统计的方法有很多，根据所使用的分析技术是否依赖时域刺激过程(即实验的时域设计,包含何时运动、何时休息等信息),把现有的 fMRI 数据统计分析方法主要划分为:模型驱动分析法(如 GLM)[149]、数据驱动分析法(如 PCA、ICA、模糊聚类及时间簇分析等)[150],以及两种驱动相结合的分析法(如邻域相关 ICA、多尺度小波分析方法、SPM-ICA 联合方法等)。模型驱动方法需要一个先验条件,即脑功能活动的时域刺激过程在统计分析前是已知的。基于统计学的分析方法又称为假设驱动的方法。一旦给出特定的模型,模型驱动方法在设定某一显著性水平 α 后,能够保证结果具有统计学意义,即错误概率小于 α,因此具有较高的准确性和极高的稳定性,从而成为国际上主流数据处理手段。对于某些无法在统计分析前获得时域刺激过程的 fMRI 数据或者对某些复杂脑功能的定位则需要应用到数据驱动方法。这类方法不需要对脑信号的时域刺激过程做任何先验性假设,只依据 fMRI 数据本身的统计特性来挖掘数据的可用信息。两种驱动相结合的分析法注重结合两者的优点,针对 fMRI 数据特征更有效地揭取潜在信息。fMRI 数据处理的基本步骤如图 2.10 所示。

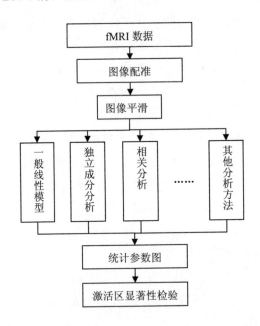

图 2.10 fMRI 数据处理的基本步骤

Fig. 2.10 The basic steps of fMRI data processing

一般线性模型(GLM):GLM 是将 fMRI 图像中每个体素点的时间序列(即观测时域信号)看作对应顺序的解释变量(时域刺激过程与血流动力学相应函数的卷积)的线性组合与一个残差项的和:

$$Y_j = x_{j1}\beta_1 + \cdots + x_{jl}\beta_l + \cdots + x_{jL}\beta_L + e_j \qquad (2-1)$$

其中，x_{jl} 是第 l 个解释变量，β_l 是对应第 l 个解释变量的未知系数，用来表示某一个 x_{jl} 对观测变量 Y_j 所做"贡献"的程度。在此基础上得到一个由"贡献程度"值组成的统计参数图像，该图像反映激活的显著性；之后构造零假设，进行假设检验（t-检验），最终得出具有显著性差异的功能激活图像[151-152]。GLM 采用最小二乘法估计，其成功的前提条件是误差项小于待估计的参数。然而，在 fMRI 数据中，与任务相关的信号改变量为 2% ~ 5%，普遍小于噪声项的改变量（5%）。这就增加了某些任务相关信号被埋没，而某些噪声信号被检出的错误概率。

多尺度小波分析方法：对配准后的 fMRI 图像序列进行多尺度离散小波分解，得到若干由精到粗的多尺度小波表达[153]。然后对输出信号滤波，并进行标准统计检验，最终得到反映脑功能的统计映射图。

时间空间联合相关分析方法：在组块任务的 fMRI 数据中，某个激活簇中相邻的体素拥有相似的时间序列曲线，而且每个曲线有很强的自相关性，即周期性。因此可以通过联合空间和时间的相关分析再结合假设检验的方法判断某一体素是否激活[154-155]。

独立成分分析（ICA）方法：ICA 是一种基于盲源分离的数据驱动方法。其原理是将多通道观测信号按照某一寻优判据方法分离成相互统计独立的成分[156]。相比模型驱动方法，它的优点是可以在不需要任何先验条件的前提下，通过计算四阶累积量，来有效地探测出一些其他方法无法得到的信号特征，是一种很有前景的数据处理方法[157]，现已成功地应用于特征提取、压缩、去噪、模式识别等领域[158]。一些学者认为，fMRI 的任务相关成分和噪声之间在统计学意义下是相互独立的，而且独立源和混合矩阵是未知的，这是典型的盲源分离问题，因而非常适合引入 ICA 的方法来分析脑激活的因素及其影响。

2.3　独立成分分析

独立成分分析的思想和方法最早源于 20 世纪 80 年代，称作 H-J 算法[159]。90 年代初期，一些学者在某些工作领域扩展了盲源分离问题[160-161]。其中，学者 Cichocki 和 Unbehauen 等共同提出了风靡一时的 ICA 算法[162-164]；1994 年，Comon 经过归纳总结，给出一个较为严格、清晰的数学框架[165]。从此 ICA 成为文献中的正式用语[166-167]。美国学者 Bell 和 Sejnowski 在 20 世纪 90 年代发表的论文成为 ICA 发展史上的里程碑，受到当时学术界的广泛关注[168]。到目前为止，独立成分分析算法已经成为信号处理、神经计算、数据统计等学科的研究热点[169-176]。

2.3.1　独立成分分析模型

标准无噪 ICA 数学模型[177]为：

$$x = As \qquad (2-2)$$

其中，随机向量 $x = (x_1, \cdots, x_n)^T$ 表示观测数据或观测信号（observed data）。随机向量 $s = (s_1, \cdots, s_n)^T$ 表示源信号，称为独立成分（independent components）。$A \in R^{n \times n}$ 称为混合矩阵（mixing matrix）。ICA 的分解过程可以视为对公式（2-2）的逆变换。

$$y = \widehat{S} = WX \qquad (2-3)$$

其中，W 是解混矩阵。假设源信号 s 中的行向量（即各分量）之间是相互统计独立的，则它们的联合概率密度函数（probability density function, pdf）是其边际概率密度函数的乘积，即各分量的联合熵是各分量熵的总和。有

$$p(s) = \prod_{i=1}^{n} p(s_i) \qquad (2-4)$$

其中，p 是 s 的 pdf。A 和源信号 s 都是未知的，但只要设法使解混矩阵 W 分离的各个输出成分之间相互统计独立，就相当于分离出了源信号。这样看来，ICA 其实是基于某种判据的寻优迭代算法。为了保证模型可解，必须满足以下假设条件：

①　各个成分之间是相互统计独立的。这是独立成分分析的一个最基本原则[178]。

②　独立成分是服从非高斯分布的。真正有意义的信息是服从非高斯分布的信息[179]，高斯随机变量的高阶累积量为零，而对于独立成分分析而言，高阶信息是实现独立成分分析的本质因素，一般地，标准 ICA 中最多只允许有一个成分服从高斯分布。

③　假设混合矩阵是方阵。这样，混合矩阵 A 便可逆，可以大大简化估计。

式（2-2）中的独立成分分析模型存在两个不确定性：

第一，不能确定独立成分的方差（能量）。从式（2-2）中不难看出，混合矩阵 A 和潜在源信号 s 同时未知，混合矩阵 A 乘以某一常数，同时 s 除以某一常

数，整体结果不变。通过对每一次迭代后的解混矩阵做归一化处理，可以使独立成分具有单位方差 $E\{s_i^2\} = 1$，起到固定独立成分幅值的作用。不过，这样仍然不能完全保证幅值正确。因为如果 A 和 s 均乘以 -1，那么整体结果仍然不变，而独立成分的符号则是反向。在本书第 3 章提出的时空独立成分分析中，会解决此问题。由于时空独立成分分析是对时间域和空间域同时优化，如果空间独立成分出现符号反向，则时间独立成分也会同样出现反向。

第二，不能确定独立成分的顺序。式(2-2)的模型可以写成混合矩阵 A 的列向量与独立成分 s 相乘再相加的形式：

$$x = a_1 s_1 + a_2 s_2 + \cdots + a_n s_n \tag{2-5}$$

变换 s 中独立成分的顺序相当于变换等式(2-5)中多项式的顺序，整体结果不发生改变。故在实际问题中往往会采用一些手段对各独立成分进行排序，如独立成分与参考函数的相关系数、独立成分的功率谱及其与实验设计所在谱段的关系等。

2.3.2　独立成分分析的寻优算法

上文提到 ICA 实际上是基于某种判据的寻优迭代算法，那么，求解 ICA 分为两步：

第一，建立目标函数；

第二，寻求求解该目标函数的算法。

目标函数是度量统计独立性的标准，当目标函数达到极大或极小时，可认为达到了 ICA 分解的要求[180]。ICA 的某些统计特性取决于目标函数的选择。目前常用的几类衡量信号之间独立性的目标函数有：互信息目标函数、极大似然估计目标函数、信息极大化目标函数、非高斯性目标函数等。

（1）非高斯性极大化

在概率论中，一个经典的结论是中心极限定理。在某些条件下，独立随机变量和的分布趋于高斯分布。也就是说，两个独立随机变量和的分布比单独任何一个随机变量的分布都更接近于高斯分布。设计一个目标函数 $J(y)$ 来定量计算公式(2-3)中 y 的概率密度与高斯函数的不一致性。通过调整解混矩阵 W 的值，使目标函数 $J(y)$ 达到最大（即 y 的概率密度函数与高斯分布"最不像"）。常用的度量高斯性的方法有两种：

① 峭度。

$$kurt(y) = E\{y^4\} - 3\left(E\{y^2\}\right)^2 \tag{2-6}$$

峭度具有以下性质：

一是峭度的取值可正可负。峭度的值为正时称为超高斯，峭度的值为负时称为亚高斯。

二是大多数非高斯变量的峭度值不为零，高斯变量的峭度值均为零。

三是一般用峭度的平方或者峭度的绝对值来度量成分的非高斯性。

四是峭度满足下列等式：

$$kurt(x_1 + x_2) = kurt(x_1) + kurt(x_2)$$

$$kurt(ax_1) = a^4 kurt(x_1)$$

其中，a 为常数，x_1，x_2 是两个独立的随机变量。

由于峭度的值只能从测量样本中估计，所以它可能对野值极其敏感，从而影响了它的鲁棒性。

② 负熵。

负熵的概念源自微分熵这个信息论参量，信息论中的一个基本结果指出：在所有方差相同的随机变量中，高斯变量的熵最大。负熵的定义：

$$J(y) = H(y_{gauss}) - H(y) \qquad (2-7)$$

其中，y_{gauss} 是与 y 具有相同协方差的高斯随机变量。由式（2-7）可以得知：负熵总是非负的，而且 y 越趋近于高斯分布，负熵的值越趋近于零。使用负熵作为 ICA 估计的最大问题是它的计算复杂度比较大。因此，使用负熵近似方法是非常必要的。

(2) 互信息极小化

互信息极小化判据（minimization of mutual information，MMI）是信息论中最根本的独立性判据，也是 ICA 估计中的一个重要方法[181]。

分解后的各成分是否满足统计独立最直接的判据就是联合概率密度函数是否可以表示成各边际概率密度函数的乘积，即

$$p(\boldsymbol{y})? = \prod_{i=1}^{n} p(y_i) \qquad (2-8)$$

根据 KL 散度定义：两个概率密度函数相等，它们的 KL 散度为零，也就是互信息 $I(s)$ 为零。

$$I(\boldsymbol{y}) = KL\left(p(\boldsymbol{y}), \prod_{i=1}^{n} p(y_i)\right) = \int p(\boldsymbol{y}) \lg \left(\frac{p(\boldsymbol{y})}{\prod_{i=1}^{n} p(y_i)} \right) dy \qquad (2-9)$$

$I(\boldsymbol{y}) \geq 0$，当且仅当 y 中各分量独立时，$I(\boldsymbol{y}) = 0$。

（3）极大似然估计

极大似然估计（maximum likelihood，ML）是 ICA 中比较经典且实用的方法，它的基本思想是：通过对群体样本中若干个随机观测样本概率密度函数的计算，来估计群体样本模型的未知参数，将参数带入模型得出群体样本的近似表达式。如果这个表达式对观测样本的解释"最正确"，则称该参数为参数估计的极大似然估计。在求解独立成分问题中，ICA 模型中观测数据 x 的概率分布可表示为[182]

$$p_x(\boldsymbol{x}) = |\det(\boldsymbol{W})| p_s(s) = |\det(\boldsymbol{W})| \prod_i p_i(w_i^T x(t)) \qquad (2-10)$$

假设有 x 的 T 个观测样本点，且样本点是相互独立的，则得到样本似然函数[183-184]：

$$L(\boldsymbol{W}) = \sum_{t=1}^{T} p(x(t)) = \sum_{t=1}^{T} \left| \det(\boldsymbol{W}) \sum_i p_i(w_i^T x(t)) \right| \qquad (2-11)$$

极大化样本的似然函数等价于极大化它的对数似然函数：

$$\lg L(\boldsymbol{W}) = T\lg|\det(\boldsymbol{W})| + \sum_{t=1}^{T} \sum_{i=1}^{N} \lg(p_i(w_i^T x(t))) \qquad (2-12)$$

求式（2-12）关于解混矩阵 $\boldsymbol{W}$ 的梯度就得到极大似然梯度学习算法

$$\Delta \boldsymbol{W} \propto \left[\boldsymbol{W}^T \right]^{-1} + E\{\varphi(\boldsymbol{W}x)\,\boldsymbol{x}^T\} \qquad (2-13)$$

式中，$\varphi(\cdot)$ 表示某个非线性函数，如 tanh 函数等。这在算法形式上等价于信息极大化算法。将式（2-13）右侧乘以 $\boldsymbol{W}^T\boldsymbol{W}$ 就得到了著名的自然梯度算法[185-187]。该部分内容将在后面的信息极大化判据中做详细介绍。

（4）信息极大化

信息极大化算法简称 Infomax 或 ME（maximization of entropy）[188]，对观测向量 $\boldsymbol{x} = [x_1, x_2, \cdots, x_M]^T$ 先通过线性变换求一个中间量 $\boldsymbol{y} = \boldsymbol{W}x$。然后在输出 $\boldsymbol{y} = [y_1, y_2, \cdots, y_M]^T$ 之后逐分量地引入非线性变换 $r_i = g_i(y_i)$，求得网络输出 $\boldsymbol{r} = [r_1, r_2, \cdots, r_M]^T$，可以通过对网络输出 r 的估计来代替对高阶统计量的估计，在给定合适的 $g_i(\cdot)$ 后，针对 r 建立一个基于熵的目标函数。通过调节分离矩阵 $\boldsymbol{W}$ 使网络输出 r 的总熵量 $H(r, \boldsymbol{W})$ 最大，此时的输出 $y = \boldsymbol{W}x$ 就是 ICA 的解。则其目标函数为 $\varepsilon = H(r, \boldsymbol{W})$。

由熵（信号中所含有的平均信息量）的定义得：

$$H(r, \boldsymbol{W}) = -\int p(\boldsymbol{y}) \lg p(\boldsymbol{r}) \,\mathrm{d}r \qquad (2-14)$$

$$p(\boldsymbol{r}) = \frac{p(y)}{\left| \mathrm{Diag}\left[\frac{\partial \boldsymbol{r}_1}{\partial y_M}, \cdots, \frac{\partial \boldsymbol{r}_M}{\partial y_M} \right] \right|} = \frac{p(y)}{\prod\limits_{i=1}^{M} \frac{\partial g_i}{\partial y_i}} = \frac{p(y)}{\prod\limits_{i=1}^{M} g_i'(y_i)} \qquad (2-15)$$

将式(2-15)代入式(2-14)，得

$$\boldsymbol{H}(\boldsymbol{r}, \boldsymbol{W}) = -\int p(\boldsymbol{y}) \lg\left(\frac{p(\boldsymbol{y})}{\prod\limits_{i=1}^{M} g_i'(\boldsymbol{y}_i)} \right) \mathrm{d}\boldsymbol{y} = \boldsymbol{H}(\boldsymbol{x}) + \lg|\boldsymbol{W}| + \sum_{i=1}^{M} \lg g_i'(\boldsymbol{y}_i)$$

$$(2-16)$$

公式(2-16)即为所求的目标函数 ε。其中 $g(\cdot)$ 是非线性函数，用来代替对高阶统计量的估计。$g'(\cdot)$ 是它的一阶导数。

Infomax 算法可以选择的非线性函数 $g(\cdot)$ 主要有 sigmoid 函数、tanh 函数等。

$$g(\boldsymbol{y}) = (1 + e^{-y})^{-1}$$
$$\boldsymbol{r} = g(\boldsymbol{y}) \qquad (2-17)$$
$$\boldsymbol{y} = \boldsymbol{W}\boldsymbol{x} + \boldsymbol{W}_0$$

以梯度法(即梯度 $\overline{\partial \boldsymbol{W}}$ 作为指导)来调节 $\boldsymbol{W}$，从而使 ε 达到最大。调节公式为

$$\Delta \boldsymbol{W} = \mu \frac{\partial \boldsymbol{H}(\boldsymbol{r}, \boldsymbol{W})}{\partial \boldsymbol{W}} \qquad (2-18)$$

将式(2-17)代入式(2-16)，并对两边求导，得

$$\frac{\partial \boldsymbol{H}(\boldsymbol{r}, \boldsymbol{W})}{\partial \boldsymbol{W}} = \boldsymbol{W}^{-\mathrm{T}} + (1 - 2\boldsymbol{r})\boldsymbol{x}^{\mathrm{T}} \qquad (2-19)$$

为避免矩阵求逆问题，用自然梯度来代替常规梯度，则式(2-19)变为

$$\frac{\partial \boldsymbol{H}(\boldsymbol{r}, \boldsymbol{W})}{\partial \boldsymbol{W}} = \left[\boldsymbol{I} + (1 - 2\boldsymbol{r})\boldsymbol{y}^{\mathrm{T}} \right] \boldsymbol{W} \qquad (2-20)$$

将式(2-20)代入式(2-18)，得

$$\Delta \boldsymbol{W} = \mu \frac{\partial \boldsymbol{H}(\boldsymbol{r}, \boldsymbol{W})}{\partial \boldsymbol{W}} = \mu \left[\boldsymbol{I} + (1 - 2g(\boldsymbol{y}))\boldsymbol{y}^{\mathrm{T}} \right] \boldsymbol{W}$$

$$(2-21)$$

$$\boldsymbol{W}^+ = \boldsymbol{W} + \Delta \boldsymbol{W}$$

其中，μ 为步长，$\boldsymbol{I}$ 为元素均为 1 的向量。$\boldsymbol{W}^+$ 是迭代后的解混矩阵，$\Delta \boldsymbol{W}$ 越接近 0，$\boldsymbol{H}(\boldsymbol{r}, \boldsymbol{W})$ 越逼近最大值。

当误差小于 10^{-6} 时，终止迭代。

Infomax 算法主要步骤如下：

① 随机生成初始解混矩阵 $\boldsymbol{W}$。

② 取第 i 个样本矢量 $\boldsymbol{x}_i$，$i = 1, 2, \cdots, m$。

计算解向量 $\boldsymbol{y}_i = \boldsymbol{W}\boldsymbol{x}_i$ 和网络输出 $\boldsymbol{r}_i = \dfrac{1}{1 + \exp(-\boldsymbol{y}_i)}$。

计算权值增量 $\Delta \boldsymbol{W} = \mu[\boldsymbol{I} + (1 - 2\boldsymbol{r})\boldsymbol{y}^{\mathrm{T}}]\boldsymbol{W}$。

更新权值 $\boldsymbol{W}^+ = \boldsymbol{W} + \Delta \boldsymbol{W}$。

③ 是否达到收敛条件? 是, 结束; 否则, 回到第②步。

2.3.3　fMRI 激活区检测方法

原始 fMRI 数据是一组反映图像各体素点的强度值随时间变化的图像序列, 使用 ICA 处理前要把它们排列成二维矩阵 $\boldsymbol{X}$。$\boldsymbol{X}$ 不同的排列形式决定了 ICA 具有不同的 fMRI 数据激活区检测方法。常用的方法有空域 ICA(spatial independent component analysis, sICA), 时域 ICA(temporal independent component analysis, tICA), 还有将某一体素和其相邻体素的时间序列组合成观测矩阵, 用 tICA 的方式解混, 选择与参考信号相关性最大的成分作为该体素的时间序列, 称之为邻域相关 ICA。下面详细讲解各种方法的区别和共性。

(1) sICA

空间独立成分的基本假设是参与了某个感觉或认知任务中的多个脑区与受噪声或其他干扰因素影响的区域是相互独立的。sICA 原理图如图 2.11 所示。

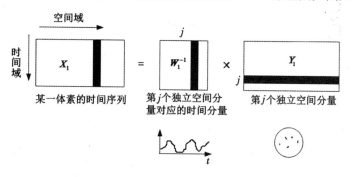

图 2.11　sICA 原理图

Fig. 2.11　sICA schematics

用 sICA 处理 fMRI 数据一般应用的方法是将 n 个时间点的 n 个图像全部作为混合观测向量进行独立成分分析，分离出 n 个独立成分的图像；然后对每个成分进行标准化 Z 变换，求出 Z 分数。

$$Z_i = \frac{R_i - \mu_R}{\sigma_R} \qquad (2-22)$$

其中，R_i 为该点灰度值，μ_R 为这个序列的均值，σ_R 为这个序列的标准差。Z 分数具有统计意义，一般认为 Z 分数绝对值大于 2 的非独立点即为大脑的活动信号，称为感兴趣成分（component of interest，COI）[189]。解混矩阵的第 j 列就是对应第 j 个独立成分的时间序列。最后用聚类方法将各成分分为若干类别。

（2）tICA

时间独立成分分析的基本假设是，与感觉或认知任务有关的时间序列与噪声或其他干扰因素的时间序列相互独立。tICA 原理图如图 2.12 所示。

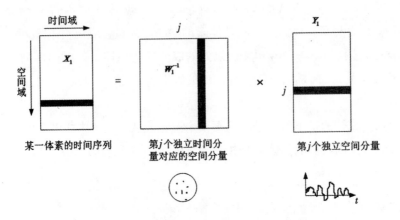

图 2.12　tICA 原理图

Fig. 2.12　tICA schematics

tICA 方法计算量巨大，一幅分辨率为 64×64 的图像，空间序列长度 4096。基于 tICA 理论，解混矩阵 W 的尺寸为（4096，4096）；进而，分解后的独立成分个数也为 4096 个。虽然 fMRI 在扫描过程中不可避免地受到多种因素的影响，但必定不会达到 4096 个因素之多。因此 tICA 也存在过度分离的情况，这种情况与欠分离同样影响结果的精度。

为了减少计算量，通常采用主成分分析（PCA）对原始观测矩阵降维，PCA降维采用奇异值分解（svd）。奇异值分解有两种：

第一种，对于矩阵 $X(m, n)$，存在 $U(m, m)$，$V(n, n)$，$S(m, n)$，满足

$X = US V^{\mathrm{T}}$。其中，U 和 V 为酉矩阵，分别是 X 的奇异向量；S 是由奇异值组成的奇异阵，准对角阵。把 U' 前乘到矩阵 X 上得：$P(m, n) = U'(m, m) \cdot X(m, n)$，$P$ 的各行为 X 的主成分，P 中各行是相互正交的且依能量大小排列。

第二种，对于矩阵 $X(m, n)$，存在 $U(m, n)$，$V(n, n)$，$S(n, n)$，满足 $X = USV^{\mathrm{T}}$。通过降低奇异阵 S 的秩，来保留 k 维观测向量（即保留前 k 个奇异值，其余赋为零）。将降维后的 S 分解成 $S^{\frac{1}{2}} (S^{\frac{1}{2}})^{\mathrm{T}}$，并把两部分分别乘入 U 和 V，有 $X \approx \hat{X} = \hat{U} \hat{V}^{\mathrm{T}}$。其中 $\hat{U}$ 为 $m \times k$，$\hat{V}$ 为 $n \times k$。这样，观测矩阵 X 便被分解为 k 维的空间分量 $\hat{U}$ 和 k 维的时间分量 $\hat{V}$，并且空间分量与时间分量一一对应。

研究结果表明，无论是空间独立成分分析，还是时间独立成分分析，都不完全符合实际情况。为此，Stone 于 1999 年提出了更合理的时空独立成分分析（spatiotemporal independent component analysis，stICA）算法。本书第 3 章将着重介绍时空独立成分分析算法模型和算法流程，并提出改进算法。

（3）邻域相关 ICA

每一个体元内的功能磁共振信号的强度都受到被测者的觉醒程度、所执行的实验任务、传感器输出漂移和噪声等影响。因此，在每个体元处的信号强度由若干潜在源混合构成。

邻域相关 ICA 采用逐点处理法，选择大脑切片中某一体素点与 $(k-1)$ 个相邻体素点的时间序列共同构成 k 维观测向量。用 tICA 方法分离之后，将分解出的独立分量分别与参考函数做相关分析，求相关系数。将最大的相关系数作为此体元的分析结果，构成由最大相关系数组成的统计参数图。这种成分图叫作一致任务相关成分。最后设定适当的阈值，提取大于该阈值的体素点作为激活体素点。它与传统方法相比的显著特点是，对弱信号的提取能力增强。

2.4 邻域自相关 ICA 方法应用

一些已有的研究证明了邻域相关方法的合理性和正确性，但仍存在一些无法避免的缺点。相关分析需要的参考信号是通过时域刺激过程与血流动力学相应函数（hemodynamic response function，HRF）做卷积得到的。实际问题中，不同个体时间的 BOLD 响应曲线将不同，而对于同一个体，一个特定脑区域的 BOLD 响应曲线在不同时间也会不同[190]。因此往往得不到准确参考信号，而全部采用标准参考信号将会造成极大的个体误差。用参考函数做相关分析需要用到先验条件，是一种基于模型驱动的数据处理方法。本书提出时间自相关（TSC）与 ICA 结合的 ICA-TSC 算法，在不需要任何参数的情况下，通过检测体素点时间序列各周期间的相关性，对 fMRI 数据进行激活区提取，是一种数据驱动方法。如图 2.13 所示。

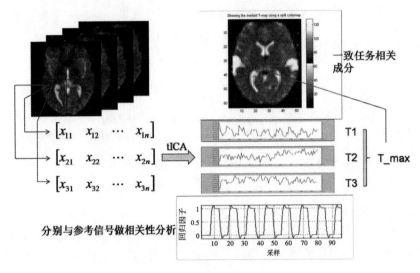

图 2.13　邻域相关 ICA 算法处理流程

Fig. 2.13　Processing of neighborhood correlation ICA algorithm

2.4.1　方法

设每个时间序列有 m 个周期，每个周期有 n 个时间点，则数据可用如下矩阵来表示[191]：

$$t = \begin{bmatrix} x_{11} & x_{12} & \cdots & x_{1j} & \cdots & x_{1n} \\ x_{21} & x_{22} & \cdots & x_{2j} & \cdots & x_{2n} \\ \vdots & \vdots & \vdots & \vdots & \vdots & \vdots \\ x_{i1} & x_{i2} & \cdots & x_{ij} & \cdots & x_{in} \\ \vdots & \vdots & \vdots & \vdots & \vdots & \vdots \\ x_{m1} & x_{m2} & \cdots & x_{mj} & \cdots & x_{mn} \end{bmatrix} \qquad (2-23)$$

式（2-23）中，矩阵元 x_{ij} 表示对于某一确定位置的体素点，第 i 个周期第 j 幅图像中该体素点的强度，则

$$t_i = [x_{i1}, x_{i2}, \cdots, x_{ij}, \cdots, x_{in}] \qquad (2-24)$$

描述时间序列的第 i 个周期。

对于一个时间序列 $t = [t_1, t_2, \cdots, t_m]$，对其中所有周期两两求相关系数：

$$c_{ij} = corr(t_i, t_j) = \frac{Cov(t_i, t_j)}{\sqrt{D(t_i)D(t_j)}}, j > i \quad (i = 1, 2, \cdots, m)$$

$$(2-25)$$

式中，$corr(t_i, t_j)$ 是两个不同周期数据的协方差，$D(t_i)$ 和 $D(t_j)$ 分别为 t_i 和 t_j 的方差。TSC 值被定义为 c_{ij} 的数学期望：

$$T = \frac{2}{m(m-1)} \sum_{i=1}^{m} \sum_{j>1} c_{ij} \qquad (2-26)$$

这种通过计算体素点在时间序列中各周期间的相关系数来判定该体素点是否激活的方法，称为时间自相关方法。

因此得出，只要知道 fMRI 时间序列周期的长度，就能够提取出正确的激活区。但即便如此，仍旧需要有先验条件。在没有任何先验条件可知的前提下，仍然可以通过数据本身的一些性质推断出时间序列周期的长度。在 2.2.2 节 fMRI 实验设计中提到，block 长度一般需要 7～15 个 TR 时间，周期长度等于 2 倍的 block 长度。因此可以根据数据本身的特性估计出周期的长度。

算法分为两个部分：

① 估计时间序列周期长度。

② 应用邻域自相关 ICA 算法提取激活区。

估计周期长度，首先将原始 fMRI 数据按 tICA 方式排列成二维数组 X，行为时间域，列为空间域。根据标准 ICA 模型，有

$$y = \sum_{i=1}^{n} W_i x_i \qquad (2-27)$$

应用 2.3.3 节中提到的第二种奇异值分解法对观测矩阵 x 做 PCA 降维处理，保留奇异值 80% 累积贡献率。观测向量（行向量）的维数降为 k 维。剩余的主成分中必定含有激活点的时间序列，接下来对主成分进行 ICA 分解，得到 k 个独立分量 $y = [y_1, y_2, \cdots, y_k]^T$。假设时间序列总时间点个数为 T，block 长度为 l。则每个周期包含的时间点 $n_l = 2 \times l$，其中 $l = 7, 8, \cdots, 15$；周期数 $m_l = \text{fix}(T/n_l)$，fix 表示向下取整。那么对于每个独立分量可以得到一系列 TSC 值：

$$T_l = \frac{2}{m_l(m_l-1)} \sum_{i=1}^{m_l} \sum_{j>1} c_{ij} \qquad (2-28)$$

提取 k 个独立分量中最大的 TSC 值，记作 TSC_{max}。当 l 取不同值时，其中最大的 TSC_{max} 对应的 l 值就是该组 fMRI 数据的 block 长度。

得到周期数和周期长度后，进行第二步，即应用邻域自相关 ICA 算法提取激活区。采用 5 点邻域法（目标体素点和该点上下左右共 5 个点）按照图 2.13 的流程对所有体素逐点处理，处于图像边缘的体素点重复使用该目标体素点。ICA 判据方法选用 Infomax 法，其中非线性函数选用 Sigmoid 函数，因为 fMRI 信号和一般的声音信号属于超高斯分布，而 Sigmoid 函数具有超高斯信号概率密度函数的性质，所以能有效地分离多个超高斯分布的源信号。待所有点处理完毕后，生成一副由 TSC 值（平均自相关系数值）组成的统计参数图，即"一致任务相关成分图"。接下来需要选择一个合适的阈值来对 fMRI 数据进行激活信息检测。为了尽可能避免人为因素，选择应用假设检验的方式自适应地确定阈值。目前已有许多基于参数假设检验的方法应用于 fMRI 数据分析。如 t-检验法、F-检验法等。本研究采用 Z 检验方法：首先进行 Z 变换，将相关系数转换成服从标准正态分布 $N(0, 1)$ 的 z 参数，然后根据检验的显著性水平（$\alpha = 0.05$）阈值化"一致任务相关成分图"，以判别体素激发与未激发，并将激发体素叠加在脑结构图像上。

对一致任务相关成分图执行 Z 变换

$$z_{ij} = \frac{T_{ij} - \mu}{\sigma} \qquad (2-29)$$

z_{ij} 服从标准正态分布 $N(0, 1)$[192]。

最后应用假设检验计算 z_{ij} 的显著性（$\alpha = 0.05$），若 z_{ij} 不显著，说明该体素各周期时间序列之间不相关，接受原假设 H_0（该点赋值为零）；若 z_{ij} 显著，说明该体素各周期时间序列之间相关，拒绝原假设 H_0，保留该点 z_{ij} 值。

2.4.2 材料

健康右利手志愿者 12 例（8 名男性，4 名女性），年龄 20—28 岁。所有受试者均无神经、精神损伤史，受试前无任何不适感，并且未经历过乐器演奏等指法训练。所有受试者已签署知情同意书。

功能图像的采集，采用飞利浦 1.5 T 扫描仪，EPI 序列，TR: 2500 ms，TE: 50 ms，矩阵: $64 \times 64 \times 47$，层厚: 4 mm，层距: 4 mm。FOV: 200 mm，Voxel size: $4 \times 4 \times 3$。实验设计采用 block 设计，任务为主动双手握拳运动，频率 1 Hz

左右。先休息，然后运动，再休息，反复 5 个周期，block 长度为 12 个 TR 时间（30 s），共 10 个 block（120 个采样时间点）。

2.4.3　数据处理

（1）头动校正

脑功能成像实验需要进行长时间的扫描测量，测量的时候，受试者的呼吸、血流脉动等生理因素或眼动和吞咽等身体抖动造成的头部运动在所难免，需要采用适当的方法弥补，即进行头动校正。

由于是同一受试者，那么可以认为刚体变换（rigid transformation）。设变换前的空间坐标为 (x, y, z)，变换后的空间坐标为 (x', y', z')，则有

$$\begin{pmatrix} x' \\ y' \\ z' \\ 1 \end{pmatrix} = T \times R_x \times R_y \times R_z \begin{pmatrix} x \\ y \\ z \\ 1 \end{pmatrix} \tag{2-30}$$

其中，$T = \begin{bmatrix} 1 & 0 & 0 & x_0 \\ 0 & 1 & 0 & y_0 \\ 0 & 0 & 1 & z_0 \\ 0 & 0 & 0 & 1 \end{bmatrix}$，为坐标原点平移（$x_0, y_0, z_0$）后的变换：

$$R_x = \begin{bmatrix} 1 & 0 & 0 & 0 \\ 0 & \cos(\theta) & \sin(\theta) & 0 \\ 0 & -\sin(\theta) & \cos(\theta) & 0 \\ 0 & 0 & 0 & 1 \end{bmatrix}, \quad R_y = \begin{bmatrix} \cos(\varphi) & 0 & \sin(\varphi) & 0 \\ 0 & 1 & 0 & 0 \\ -\sin(\varphi) & 0 & \cos(\varphi) & 0 \\ 0 & 0 & 0 & 1 \end{bmatrix},$$

$$R_z = \begin{bmatrix} \cos(\phi) & \sin(\phi) & 0 & 0 \\ -\sin(\phi) & \cos(\phi) & 0 & 0 \\ 0 & 0 & 1 & 0 \\ 0 & 0 & 0 & 1 \end{bmatrix}$$ 分别是绕 x, y, z 轴旋转 θ, φ, ϕ 角后的变换。

简化为

$$\vec{Y'} = M \vec{Y} \tag{2-31}$$

头动校正首先要做的就是求解方程中 6 个独立的未知参数。

（2）空间标准化

由于不同受试者之间脑结构存在差异，在对不同受试者采用同一种成像方

法得到的图像进行空间统一时，刚性变换不再适用，就需要用带有整体形变的仿射变换和局部非线性变换将它们同一化到标准脑上。本章实验将个体图像重采样为 4 mm×4 mm×3 mm，归一化到 MNI(montreal neurological institute)坐标系统，视野坐标为 $x[-90,90]$，$y[-126,90]$，$z[-72,108]$。重建后矩阵尺寸为 $46×55×46$。

（3）空间平滑

空间平滑就是将数据在空间上用一个光滑的函数（通常是 Gauss 函数）去卷积，这个光滑的函数被称为卷积核函数（kernel）。以全高半宽（full width at half maximum，FWHM）8 mm×8 mm×8 mm 的高斯核进行各向同性平滑，采用标准血流动力学相应函数生成解释变量构建一般线性模型。利用 SPM 软件包中提供的 V = spm_vol([pathname filename])命令，将预处理后的 fMRI 数据读入MATLAB。

2.4.4　结果

应用奇异值分解（svd）对观测矩阵 x 做 PCA 降维处理，保留奇异值80%累积贡献率。Block 组块长度从 7～15 分别取值，得到 TSC_{max} 值如图 2.14 所示。

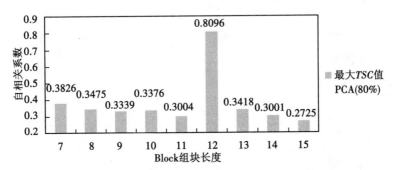

图 2.14　保留奇异值 80% 累积贡献率的 TSC_{max} 值

Fig. 2.14　TSC_{max} value obtaind by retaining singular value cumulative contribution rate 80%

从图 2.14 中可以看出，block 组块长度取 12 时的目标 TSC_{max} 值远高于其他值。因此，可以确定，该组 fMRI 数据的 block 组块长度为 12，周期长度为 24。结果与实验设计相符，证明了该方法的准确性（准确率为 95% 以上）。实际上，该方法的准确率非常依赖 ICA 的分解质量。

其中重要的因素是主成分数量的选择，主成分个数的选择对结果有较大的影响，个数选择太少会造成有效信息的丢失，个数选择太多会造成分离的独立成分重叠而且增加计算负担。主成分选择适当的时候，基于 PCA 的时间自相关方法可以正确地估计出 block 组块长度。主成分选择过多或过少均会造成目标 TSC_{max} 值显著性降低。如图 2.15 所示分别为保留奇异值 30% 和 95% 的累积贡献率时，TSC_{max} 值的变化情况。虽然 block 组块取 12 时的 TSC_{max} 值仍然最大，但是已经非常不明显，显著性大大降低。

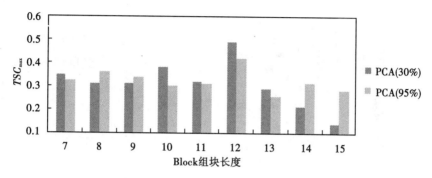

图 2.15　保留奇异值 30% 和 95% 累积贡献率的 TSC_{max} 值

Fig. 2.15　TSC_{max} value obtaind by retaining singular value cumulative contribution rate 30% and 95%

应用基于 Infomax 判据的 ICA-TSC 方法对 fMRI 数据逐点进行处理，将每一层 fMRI 数据转换成一致任务相关成分图。如图 2.16 所示为受试者 1 第 40 层的一致任务相关成分图。

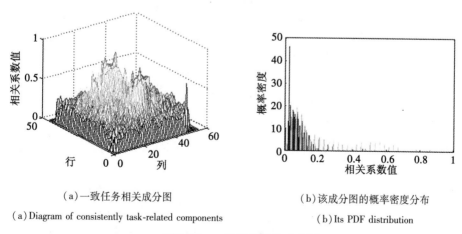

（a）一致任务相关成分图　　　　　　　（b）该成分图的概率密度分布

（a）Diagram of consistently task-related components　　（b）Its PDF distribution

图 2.16　一致任务相关成分图

Fig. 2.16　Consistent task correlation component diagram

相关系数变化范围为 0～1，由相关系数构成的一致任务相关成分图对比度不高。并且概率密度分布也不是标准正态分布，很难合理设定阈值。为此对该成分图进行 Z 变换，如图 2.17 所示为 Z 变换后的处理结果。

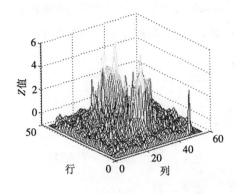

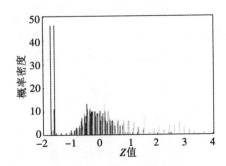

(a) Z 变换后一致任务相关成分图

(a) Diagram of consistently task-related components
after Z transform

(b) 该成分图的概率密度分布

(b) Its PDF distribution

图 2.17　Z 变换后的处理结果

Fig. 2.17　The result after Z transform

Z 变换后拉大了激活区域与非激活区域之间的差距，提高了激活区提取的灵敏度。更重要的是 Z_{ij} 服从标准正态分布 $N(0,1)$。这样可以应用假设检验阈值化 Z 参数图，以判别体素是否激活。最后将激活体素叠加在大脑结构图像上。通过 Brodmann 分区可以确定所得激活区的具体功能。首先对 12 名健康受试者做个体统计分析。图 2.18 为前四名受试者第 40 层处理结果。

判断 fMRI 结果的空间准确性没有一个完全正确的标准，而 SPM 是当前国际上主流的 fMRI 数据分析软件之一，它基于体素分析法，以脑功能的体素为基本单位，逐体素对数据做一般线性模型（GLM）统计分析，得到某个显著性水平下的脑激活图，并可以输出指定激活体素的时间序列或任务相关曲线。通过 GLM 方法得到的群体统计结果的正确性被国际学者所广泛接受和肯定，本书将以此作为参照标准来检验新算法的空间准确性。同时以时域解释变量为参照标准检验新算法的时间准确性。

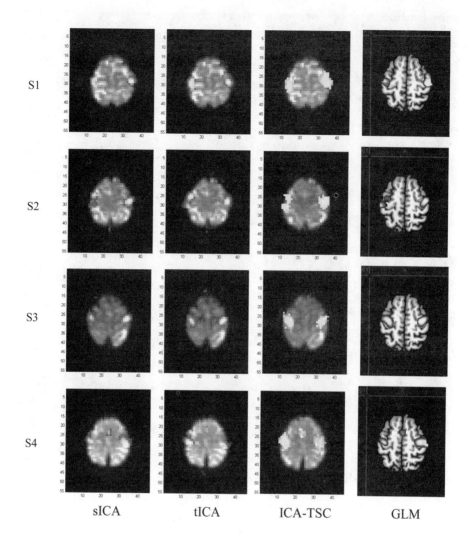

| sICA | tICA | ICA-TSC | GLM |

图 2.18　前四名受试者第 40 层数据处理结果

（从左至右分别为 sICA、tICA、ICA-TSC、GLM 方法, $P < 0.05$）

Fig. 2.18　The 40th floor processing results of the first four subjects

（**From left to right are sICA、tICA、ICA-TSC and GLM method, $P < 0.05$**）

对所有受试者进行群体统计分析。如图 2.19 所示为 GLM 群体统计结果（$P < 0.005$，激活簇 $\geqslant 20$）。

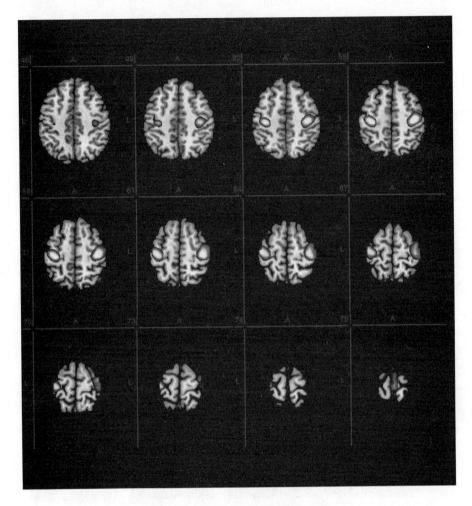

图 2.19　GLM 方法的群体统计结果

（由上至下、从左至右分别为第 35 ~ 46 层）

Fig. 2.19　Group results of the two methods

（Top to bottom, from left to right are the first 35 to 46 layers）

2.4.5　准确性分析

选择激活区域相对集中的第 40 层作为处理层，将所有受试者 GLM 个体统计分析的第 40 层结果分别与群体统计分析结果做相关性分析，求出平均相关系数 $\overline{R_0}$。再用本书算法对 12 名受试者进行个体统计分析，同样将所有受试者个体统计分析的第 40 层结果分别与群体统计分析结果做相关性分析，求出平均相关系数 $\overline{R}$。通过假设检验的方法来判断 $\overline{R}$ 是否在置信区间内。若在，则本书方法所得结果可信, 反之则不可信。表 2.2 表示所有方法的统计数据。

表 2.2　4 种方法的准确性指标(均值 ± 标准差)

Tab. 2.2　Accuracy indicators of the four methods(mean ± standard deviation)

方法	空间准确性	时间准确性
GLM	0.4905 ± 0.1341	0.3692 ± 0.1044
ICA-TSC	0.4653 ± 0.1368	0.6364 ± 0.1054
sICA	0.4235 ± 0.2131	0.4653 ± 0.1448
tICA	0.3391 ± 0.1710	0.6493 ± 0.2050

单尾 t-检验分别检验三种 ICA 方法与 GLM 方法的差异是否显著。$k_{t=0.05} = 1.7171$; $k_{t=0.01} = 2.5083$。

ICA-TSC 与 GLM: 空间均值小于 GLM, 无显著性差异; 时间均值大于 GLM, 有极显著性差异。

sICA 与 GLM: 空间均值小于 GLM, 无显著性差异; 时间均值大于 GLM, 有显著性差异, 无极显著性差异。

tICA 与 GLM: 空间均值小于 GLM, 有显著性差异, 无极显著性差异; 时间均值大于 GLM, 有极显著性差异。

ICA-TSC 与 GLM 的空间准确性 t-检验没有显著性差异, 但判断两个方法是否相似, 仅仅没有显著性差异是不够的, 还需要用到相似性 z-检验。

提出两个对立的假设来检验 R 与 R_0 的偏差程度:

$H_0: \overline{R} = \overline{R_0}$; $H_1: \overline{R} < \overline{R_0}$。接受假设 H_0, 认为偏差 $\overline{R} - \overline{R_0}$ 不大, 本书算法正确; 若偏差 $\overline{R} - \overline{R_0}$ 过大, 则拒绝假设 H_0, 本书算法不正确。衡量 $\overline{R} - \overline{R_0}$ 的大小可归结为衡量 $\dfrac{\overline{R} - \overline{R_0}}{\sigma \sqrt{n}}$ 的大小。$z = \dfrac{\overline{R} - \overline{R_0}}{\sigma \sqrt{n}} \sim N(0, 1)$, 服从标准正态分布。

少量样本的假设检验通常存在两类错误: 一类是 H_0 为真却拒绝 H_0, 这类错误称为 "弃真" 错误, 发生的概率用 α 表示; 另一类是 H_0 非真却接受 H_0, 这类错误称为 "取伪" 错误, 发生的概率用 β 表示。通常的显著性差异检验注重 "弃真" 错误概率。不同于显著性差异检验, 衡量两个数据集相似程度的假设检验更注重 "取伪" 错误概率。设 "取伪" 错误概率:

$$\beta = P\{接受 H_0 \mid H_0 \ 非真\} = P\left\{\frac{\overline{R} - \overline{R_0}}{\sigma \sqrt{n}} \geq k \mid H_0 \ 非真\right\} = 0.01$$

此时阈值 $k = -0.67$, $z = \dfrac{\overline{R} - \overline{R_0}}{\sigma \sqrt{n}} = -0.6503 > k$ (如图 2.20)。

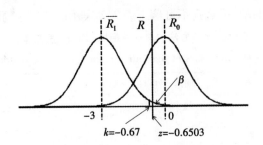

图 2.20 "取伪"错误概率

Fig. 2.20 Probability of Type II errors

统计结果证明本书算法的空间提取能力准确性极高，所得结果在"取伪"概率 $P < 0.01$ 的约束条件下具有统计意义。

应用 t-检验方法以时域解释变量为参照标准检验两种算法的时间准确性。GLM 方法与 ICA-TSC 方法所得最相关时间序列对比如图 2.21 所示。GLM 方法所得各受试者峰值点时间序列的平均相关系数 $\overline{r_1} = 0.3692$，方差的无偏估计 $s_1^2 = 0.0109$；ICA-TSC 方法：$\overline{r_2} = 0.6364$，$s_2^2 = 0.0111$。样本量 $n_1 = n_2 = 12$，$s_w^2 = \dfrac{(n_1 - 1)s_1^2 + (n_2 - 1)s_2^2}{n_1 + n_2 - 2} = 0.0110$。假设 $H_0 : \overline{r_1} - \overline{r_2} \geqslant 0$，$H_1 : \overline{r_1} - \overline{r_2} < 0$。接受 H_0 表示本方法不如 GLM 方法，拒绝 H_0 表示本方法优于 GLM 方法。单侧左检验，取 $\alpha = 0.01$，$k = -t_{0.01}(n_1 + n_2 - 2) = -2.5083$。$t = \dfrac{\overline{r_1} - \overline{r_2}}{s_w\sqrt{\dfrac{1}{n_1} + \dfrac{1}{n_2}}} = -6.2404$，

t 远小于 k，则拒绝 H_0，新方法远优于 GLM 方法（$P < 0.01$）。

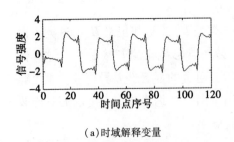

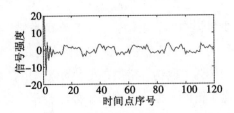

（a）时域解释变量　　　　　　　（b）GLM 方法所得最相关时间序列 $r_{max1} = 0.4340$

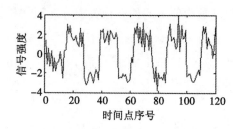

（c）ICA-TSC 方法所得最相关时间序列 $r_{\max 2} = 0.7935$

图 2.21　GLM 方法与 ICA-TSC 方法所得最相关时间序列对比

Fig. 2.21　Comparison of the most relevant time series obtained by GLM and ICA-TSC

2.4.6　稳定性分析

传统 ICA 面临的最大难题是提取任务相关信号的稳定性差。造成稳定性不良的原因有很多种，主要原因包括：

① ICA 自身的不确定因素，如信号强度不确定、成分顺序不确定等。其中，信号强度的不确定是影响 ICA 稳定性的重要因素，特殊情况还会出现信号值反向，导致无法检出正确激活区。

② 各种参数的设置，如主成分个数、梯度算法的步长因子、分段长度等。以上参数的"轻微"变动，都会使 ICA 结果出现严重差异。因此，在使用传统 ICA 提取大脑激活的时候，往往多次运行，优化参数，并严重依赖先验知识进行人为选择，失去了客观性。上文列举的前四名受试者的 sICA 结果，其参数均有所不同。受试者 1 主成分选择保留 80% 能量，受试者 2，3 为 70%，受试者 4 为 75%，其他参数和 tICA 的参数也相应有所调整，方可得到令人满意的结果。由参数设置造成的差异是 ICA 不稳定性的关键因素。如果不能提高 ICA 的稳定性，那么将很难使 ICA 在严谨的科学研究中得到广泛的应用（如临床应用）。

本书提出的 ICA-TSC 算法作为一种新的数据驱动算法，由于加入了检验步骤，因此使算法的综合稳定性大幅提升。下面来对比 ICA-TSC 算法与传统 ICA 的稳定性。

稳定性差表现在参数设置发生微小的变化时，将会对最终结果产生巨大的影响。那么，针对主成分个数、段长、步长三个参数来分析三种算法的稳定性。方法是多次运行 ICA，每次均轻微调整其中某一个参数。传统 ICA 主成分数从 65%，每次调整 5%；邻域 ICA 从 3 邻域每次增加 1 邻域；空间段长 500，每次调整 50；时间段长 6，每次调整 3；步长 $\mu = 0.01$，每次调整 0.001。共调整 5 次。多次运行后，求不同参数值下的任务相关成分之间的相关性。

稳定性指标：被试数目为 12，则每个个体针对某一参数的任务相关成分平均相关系数为：$m_i(i = 1, \cdots, 12)$，标准差为 d_i，则稳定性指标定义为：$Stab_i = \dfrac{m_i}{d_i}$。$Stab_i$ 越大，则稳定性越好。各受试者的各项稳定性指标如表 2.3 所示。

表 2.3　前四名受试者各项稳定性指标

Tab. 2.3　Various stability indexs of former 4 subjects

方法(参数)	S1	S2	S3	S4
sICA				
主成分	3.02/1.23	2.05/1.49	2.30/1.58	2.85/1.52
段长	**67.7/90.3**	43.5/**63.9**	49.5/**76.1**	**85.3/88.8**
步长	27.7/5.33	12.6/6.26	13.5/2.16	24.1/8.53
tICA				
主成分	2.32/6.10	1.28/3.36	2.03/2.95	2.12/2.80
段长	**85/147**	**51.6/74.6**	41.3/48.7	**79.3/125**
步长	5.79/14.2	2.04/8.39	1.73/14.3	8.84/20.8
ICA-TSC				
主成分	**91.7/50.6**	**50.4/40.5**	35.5/37.2	43.6/41.6
段长	**213/94.4**	**93.9/53.9**	**59.1/73.8**	**85.5/130**
步长	**177/105**	**88.6/114**	**120/126**	**128/98.4**

注："/"前是空间结果，"/"后是时间结果。大于或等于 50 字体加粗。

从表 2.3 中可以看出，主成分个数的不同对传统 ICA 的结果影响巨大，稳定性极差，指标仅 1～3 点。主成分个数的选择若刚好正确，则会得到令人满意的结果；若选择不正确，即便只是多一个或者少一个，ICA 的分离轨迹就会完全改变，则会对最终分离结果产生质的影响。步长的影响相对主成分个数的影响略小，但仍相当严重，指标在 10 点左右，这是由于步长选择不利会造成收敛性能低下，对于某些无法收敛到预期误差值以下的进程，为了避免死循环，通常会指定一个最大迭代次数，步长选择不利会增加收敛不到位的概率。相比前两个参数，段长的改变对结果影响不大，所有方法都保持较高的稳定性，这说明 Infomax 算法更注重总迭代次数，而不是每次迭代所需的信号长度。

ICA-TSC 方法对主成分个数的稳定性具有大幅度改善，指标均在 30 以上，少数出现 50 以上；对步长的稳定性也有显著的改善，所有指标均超过 50。相对传统 ICA，新方法表现出了较大的优势。

2.4.7　讨论

本书提出的新的"数据驱动"方法——ICA-TSC 方法，能够在不需要任何先验条件的前提下准确地提取出 fMRI 数据的激活区及时间序列，具有一定的灵活性与实用性。空间准确性和时间准确性都较传统 ICA 有不同程度的提高，算法稳定性较传统 ICA 有大幅提高，是一种十分有效的 fMRI 数据处理方法。

但该算法仍存在一些不足和受限条件。

第一，由于 TSC 方法是通过检测体素点各周期的时间序列相关性，对 fMRI 数据进行激活区提取，因此仅适用于任务实验的组块设计，并不适用于事件相关设计和静息态。

第二，时间自相关方法相对参考函数法更为敏感，体素时间序列只要满足特定长度的周期性，就可以被检测出来。因此，由血流动力学响应延迟造成的影响就可以被避免。提高了激活区检测的灵敏度，但同时也增加了假阳性错误的概率。

第三，由于 ICA 具有幅度不确定性，虽然可以通过约束条件将方差限制为 1，但仍有正负符号反向的风险。应用参考函数相关法就会使原本的正激活变为负激活，而负激活变为正激活。ICA-TSC 方法不存在负激活，所有周期性明显的体素全部被认为正激活，减少了假阴性的错误概率，同时增加了假阳性的错误概率，可以说有得亦有失。

总的来说，fMRI 信号的负激活信号幅度要远低于正激活，因此，当所有的负激活转变为正激活时，对群体结果影响不大。而如果把正激活错误地判定为负激活，则会对结果造成本质上的差别，错误的严重性要比假阳性大得多。因此，ICA-TSC 方法利大于弊。

然而，ICA-TSC 方法也有其他方法所不具备的优点。在对 block 组块长度进行估计的同时，实际上也是一个选择主成分个数的过程。主成分个数过多或过少时，目标 TSC_{max} 值的显著性都很低；只有当主成分个数达到最优时，目标 TSC_{max} 值的显著性才会最高。也就是说，该方法可以作为确定 fMRI 数据主成分个数的方法。由于 ICA-TSC 方法全程不需要任何人工干预，完全实现盲处理，因此其结果具有很强的客观性。双手握拳运动的激活区主要分布于双侧 SI（中央后回，BA 1 2 3），MI（中央前回，BA 4），SMA（额内侧回，BA 6）。实验结果表明，ICA-TSC 方法与 GLM 方法的空间结果相似度极高；在时间序列上，进行了 ICA 提取后，ICA-TSC 方法周期性要远高于 GLM 方法；在稳定性上相比传统 ICA 具有较大优势。

2.5 本章小结

本章简要介绍了磁共振成像的发展和原理以及在此基础上的功能磁共振成像对比度机制，重点对 BOLD 信号源及噪声源进行了分析，剖析了噪声对信号的影响；接着介绍了独立成分分析模型、寻优算法以及 fMRI 激活区检测方法，列举并评析了传统 ICA 检测方法的优点与不足，为本书所提出的一系列新算法、改进算法和联合算法提供了理论铺垫。

本章最后提出一种作为"邻域相关 ICA 算法"的改进方法——"邻域自相关 ICA 算法(ICA-TSC)"，该方法能够在不需要任何先验条件的前提下，自动选择主成分数，自动生成统计参数图，并自动完成假设检验以及准确的激活区提取工作，所得结果具有不输于 GLM 方法的空间准确性、优于 GLM 方法的时间准确性和远高于传统 ICA 的稳定性，具有良好的脑功能激活区检测及空间定位能力。

第 3 章　改进 stICA 算法的同个体（主、被动）运动激活模式研究

3.1　引言

"激活"是指大脑在参与某种任务时，相应的功能区皮层出现了信号变化，并且该变化被 fMRI 捕获记录并显示出来。"激活模式"是指某种任务在大脑中的普遍激活状况或激活规律（包括激活位置、体积和信号的强度等）。探索主动运动和被动运动的激活模式对 fMRI 的临床应用具有指导作用。

fMRI 数据是一种时空数据，既有空间域，又有时间域。空域 ICA（sICA）假设任务相关成分的激活区域与受噪声或其他干扰因素影响的区域是相互独立的，它的目的是寻求一组相互独立的空间成分和一组相应的无约束的时间序列（例如，McKeown 等人，1998 年）。与此相反，时域 ICA（tICA）则假设任务相关成分的时间序列与受噪声或其他干扰因素影响的时间序列是相互独立的，它的目的是寻求一组相互独立的时间成分和一组相应的无约束的空间图像。由于这种无约束的性质，即使数据中不包含统计独立的源信号，传统 ICA 仍然可以在各自领域极大限度地提取独立源，而牺牲另一领域的独立性。因此，提取出的独立成分往往不符合物理意义。McKeown 在 2000 年给出的一个典型例子可以证明，应用 sICA 提取的图像近似独立时，其对应的时间序列则高度相关，其相关性远大于潜在源信号的相关性。

对于 ICA 来说，最重要的原则是潜在源信号满足统计独立的假设成立。事实证明，fMRI 数据无论是空间源还是时间源都不是完全绝对独立的，它们之间实际上存在着一定的相关性。也就是说，传统 ICA 基于的假设在现实中并不完全成立。当违反基本假设的时候，ICA 并没有较强的鲁棒性。因此导致 ICA 结果与潜在的源信号之间具有较大的出入。为此，Stone 于 1999 年提出了更合理的时空独立成分分析（spatiotemporal independent component analysis，stICA）算

法，该算法通过共同优化时间源和空间源的独立性，来建立两个领域的平衡，使 fMRI 数据同时在时间域和空间域上尽可能地满足独立统计。

本章首先详细介绍了时空独立成分分析模型和分解原理，讨论了 Stone 所提方法的不足和缺失，在主成分个数的选择、解混矩阵 $\boldsymbol{W}$ 的迭代算法和权重系数 α 的选取三个方面给予了补充和优化。以此提出一种基于信息极大化判据的时空独立成分分析优化算法（Infomax-stICA）。其次通过仿真数据比较了 sICA、tICA 和 stICA 三种方法的性能，发现 stICA 能够在空间和时间两个领域同时获得理想的分离结果：空间准确率与 sICA 相似，优于 tICA 10%；时间准确率与 tICA 相似，优于 sICA 16%。最后应用该方法对下肢踝关节背屈运动"主动运动"与"被动运动"的激活模式进行了分析，得出结论：两种运动模式无论在激活位置还是激活体积上都非常相似，平均相似度约为 75%。证明了被动运动可以作为无法进行主动运动时的理想的替代刺激手段，为重度脑卒中患者的 fMRI 临床检查提供了崭新的思路和有力的理论依据。

3.2 stICA 模型

原始 fMRI 数据是一组反映图像各体素随时间变化情况的图像序列，ICA 处理前需要进行矩阵转换，将数据排列成二维矩阵 $\boldsymbol{X}(m \times n)$，行为时间域，列为空间域。stICA 假设 fMRI 数据成分不仅在空间域上拥有独立性，在时间域上也拥有独立性。将原始 fMRI 数据 $\boldsymbol{X}$ 进行奇异值分解。

$$\boldsymbol{X} = \boldsymbol{U}\boldsymbol{D}\boldsymbol{V}^{\mathrm{T}} \tag{3-1}$$

其中，$\boldsymbol{U} = [\boldsymbol{u}_1, \cdots, \boldsymbol{u}_n] \in \boldsymbol{R}^{m \times n}$，$\boldsymbol{V} = [\boldsymbol{v}_1, \cdots, \boldsymbol{v}_n] \in \boldsymbol{R}^{n \times n}$，$\boldsymbol{D} = \mathrm{diag}(\sigma_1, \sigma_2, \cdots, \sigma_n)$。

$\boldsymbol{D}$ 为 $n \times n$，并且 $\sigma_1 \geqslant \sigma_2 \geqslant \cdots \geqslant \sigma_n \geqslant 0$ 为矩阵 $\boldsymbol{X}$ 的奇异值。此时，$\widehat{\boldsymbol{D}} \approx \boldsymbol{D}$，有 $\boldsymbol{X} \approx \widehat{\boldsymbol{X}} = \boldsymbol{U}\widehat{\boldsymbol{D}}\boldsymbol{V}^{\mathrm{T}}$。$\widehat{\boldsymbol{D}} = \boldsymbol{D}^{\frac{1}{2}}(\boldsymbol{D}^{\frac{1}{2}})^{\mathrm{T}}$，$\widehat{\boldsymbol{X}} = \boldsymbol{U}\boldsymbol{D}^{\frac{1}{2}}(\boldsymbol{D}^{\frac{1}{2}})^{\mathrm{T}}\boldsymbol{V}^{\mathrm{T}}$，令 $\widehat{\boldsymbol{U}} = \boldsymbol{U}\boldsymbol{D}^{\frac{1}{2}}$，$\widehat{\boldsymbol{V}} = \boldsymbol{V}\boldsymbol{D}^{\frac{1}{2}}$。得

$$\boldsymbol{X} \approx \widehat{\boldsymbol{X}} = \widehat{\boldsymbol{U}}\widehat{\boldsymbol{V}}^{\mathrm{T}} \tag{3-2}$$

矩阵表示为

$$
\begin{bmatrix}
x_{11} & x_{12} & \cdots & x_{1n} \\
x_{21} & x_{22} & \cdots & x_{2n} \\
\vdots & \vdots & \cdots & \vdots \\
\vdots & \vdots & \cdots & \vdots \\
\vdots & \vdots & \cdots & \vdots \\
x_{m1} & x_{m2} & \cdots & x_{mn}
\end{bmatrix}
\approx
\begin{bmatrix}
\widehat{x}_{11} & \widehat{x}_{12} & \cdots & \widehat{x}_{1n} \\
\widehat{x}_{21} & \widehat{x}_{22} & \cdots & \widehat{x}_{2n} \\
\vdots & \vdots & \cdots & \vdots \\
\vdots & \vdots & \cdots & \vdots \\
\vdots & \vdots & \cdots & \vdots \\
\widehat{x}_{m1} & \widehat{x}_{m2} & \cdots & \widehat{x}_{mn}
\end{bmatrix}
=
\begin{bmatrix}
\widehat{u}_{11} & \cdots & \widehat{u}_{1k} \\
\widehat{u}_{21} & \cdots & \widehat{u}_{2k} \\
\vdots & \vdots & \vdots \\
\vdots & \vdots & \vdots \\
\widehat{u}_{m1} & \cdots & \widehat{u}_{mk}
\end{bmatrix}
\times
$$

$$
\begin{bmatrix}
\widehat{v}_{11} & \cdots & \cdots & \widehat{v}_{1n} \\
\vdots & \vdots & \cdots & \vdots \\
\widehat{v}_{1k} & \cdots & \cdots & \widehat{v}_{kn}
\end{bmatrix}
\tag{3-3}
$$

其中，$\widehat{U}$ 为 $m \times k$，$\widehat{V}$ 为 $n \times k$。这样，观测矩阵 X 便被分解为 k 维的空间分量 $\widehat{U}$ 和 k 维的时间分量 $\widehat{V}$。

stICA 的目的是同时优化 $\widehat{U}$ 和 $\widehat{V}$ 的独立性。假设 S 是优化后的空间独立成分，T 是优化后的时间独立成分。那么，$\widehat{U}$ 中的每个特征图像是 k 个独立空间图像 S 的线性组合。$\widehat{V}$ 中的每个特征序列是 k 个独立时间序列 T 的线性组合。

$$
\widehat{X} = S \Lambda T^{\mathrm{T}} \tag{3-4}
$$

其中，S 是 $m \times k$ 矩阵，T 是 $n \times k$ 矩阵。Λ 是对角缩放矩阵。Λ 要确保 S 和 T 各自的 cdfs 有适当的振幅。如果 $\widehat{X} = \widehat{U}\widehat{V}^{\mathrm{T}}$ 成立，那么存在两个 $k \times k$ 的解混矩阵 W_S 和 W_T，使 $S = \widehat{U}W_S$ 和 $T = \widehat{V}W_T$。

$$
\begin{aligned}
\widehat{X} = S \Lambda T^{\mathrm{T}} &= \widehat{U}W_S \Lambda (\widehat{V}W_T)^{\mathrm{T}} \\
&= \widehat{U}W_S \Lambda W_T^{\mathrm{T}} \widehat{V}^{\mathrm{T}} = \widehat{U}\widehat{V}^{\mathrm{T}}
\end{aligned}
\tag{3-5}
$$

由此得出，$W_S \Lambda W_T^{\mathrm{T}} = I$，$W_T = (W_S^{-1})^{\mathrm{T}}(\Lambda^{-1})^{\mathrm{T}}$。矩阵 W_S 和 W_T 可以通过同时最大化一个功能函数 h_{ST} 的空间和时间熵找到。

$$
h_{ST}(W_S, \Lambda) = \alpha H(Y_S) + (1 - \alpha)H(Y_T) \tag{3-6}
$$

其中，α 是权重因子，$H(Y_T)$ 是时域熵，$Y_T = \sigma_T T$，σ_T 是时域信号的 cdfs，$T = \widehat{V}W_T$ 提取时域信号。$H(Y_S)$ 为空域熵，$Y_S = \sigma_S S$，σ_S 是空域信号的 cdfs，$S = \widehat{U}W_S$ 提取空域信号。σ_S' 和 σ_T' 是各自的 pdfs。用来评估 $H(Y_S)$ 和 $H(Y_T)$。

$$
h_S = \lg|W_S| + \frac{1}{m}\sum_{j=1}^{m}\sum_{i=1}^{k}\lg\sigma_{S_i'}(S^{ij})
$$

$$
\tag{3-7}
$$

$$
h_T = \lg|W_T| + \frac{1}{n}\sum_{j=1}^{n}\sum_{i=1}^{k}\lg\sigma_{T_i'}(T^{ij})
$$

3.3 stICA 改进算法

Stone 等人并没有明确给出解混矩阵的迭代公式及 stICA 算法流程，也没有给出激活区的检测手段，因此并没有被广泛使用。在此基础上，本书深入研究了 Stone 的方法，认为 stICA 确有其优势，因此在原有的基础上优化并改进了 Stone 的算法，提出一种基于信息极大化判据的时空独立成分分析优化算法。

3.3.1 主成分个数的选择

Stone 没有明确保留主成分的个数，2.4.4 节提到过，主成分个数的选择对结果有较大的影响，个数选择太少会造成有效信息的丢失，个数选择太多会造成分离的独立成分重叠，增加计算负担。应用时间自相关方法估计主成分个数，实验表明保留奇异阵累积贡献率80%的奇异值，可以分离出较理想的结果。

D 为 $n \times n$ 奇异阵，$\sigma_1 \geqslant \sigma_2 \geqslant \cdots \geqslant \sigma_n \geqslant 0$ 是矩阵 X 的奇异值。通过保留累积贡献率，来降低奇异阵 D 的秩。本书保留累积贡献率80%的奇异值，其余赋值为0，将主成分个数降低至30个左右，此时，$\widehat{D} \approx D$ 仍为 $n \times n$，其秩为 k。有 $X \approx \widehat{X} = U\widehat{D}V^{\mathrm{T}}$。

3.3.2 解混矩阵 W 的迭代算法

公式(3−2)中，$\widehat{U}$ 和 $\widehat{V}$ 均是列向量，为了便于理解和计算，把它们转置成行向量。令 $X_S = \widehat{U}^{\mathrm{T}}$，$X_T = \widehat{V}^{\mathrm{T}}$，则有

$$H(W_S) = H(X_S) + \lg|W_S| + \sum_{i=1}^{k} \lg g_i'(y_{Si})$$

$$H(W_T) = H(X_T) + \lg|W_T| + \sum_{i=1}^{k} \lg g_i'(y_{Ti})$$

$$(3-8)$$

其中，$y_S = W_S X_S$，$g(y_S) = (1 + \mathrm{e}^{-y_S})^{-1}$，$y_T = W_T X_T$，$g(y_T) = (1 + \mathrm{e}^{-y_T})^{-1}$。以自然梯度法来调节 W_S，使 $H_{ST}(W_S, \Lambda)$ 达到最大。调节公式为

$$\Delta W_S = \mu \frac{\partial H_{ST}(W_S, \Lambda)}{\partial W_S}$$

$$(3-9)$$

其中，μ 是步长因子，Λ 是对角缩放矩阵。Stone 为了使算法不偏向时域和空域

任意一方,选择 $\alpha = 0.5$,有

$$\Delta W_S = \frac{1}{2}\mu\left(\frac{\partial H(W_S)}{\partial W_S} + \frac{\partial H(W_T)}{\partial W_S}\right) \tag{3-10}$$

由式(2-21)可得

$$\frac{\partial H(W_S)}{\partial W_S} = \left[I + (1 - 2g\,y_S)\,y_S^{\mathrm{T}}\right] W_S \tag{3-11}$$

其中,I 为元素均为 1 的向量。$\dfrac{\partial H(W_T)}{\partial W_S} = \dfrac{\partial H(W_T)}{\partial W_T} \cdot \dfrac{\partial W_T}{\partial W_S}$,$W_T = (W_S^{\mathrm{T}})^{-1}\Lambda^{-1}$,

因为 W_S 是正交矩阵,因此 $(W_S^{\mathrm{T}})^{-1} = W_S$,$\dfrac{\partial W_T}{\partial W_S} = \Lambda^{-1}$,则有

$$\frac{\partial H(W_T)}{\partial W_S} = \frac{\partial H(W_T)}{\partial W_T} \cdot \Lambda^{-1} = \left[I + (1 - 2g\,y_T)\,y_T^{\mathrm{T}}\right] W_T \cdot \Lambda^{-1}$$

$$= \left[I + (1 - 2g\,y_T)\,y_T^{\mathrm{T}}\right] W_S \cdot \Lambda^{-2} \tag{3-12}$$

将式(3-11)、式(3-12)带入式(3-10),得

$$\Delta W_S = \frac{1}{2}\mu\left\{\left[I + (1 - 2g\,y_S)\,y_S^{\mathrm{T}}\right] + \left[I + (1 - 2g\,y_T)\,y_T^{\mathrm{T}}\right] \cdot \Lambda^{-2}\right\} W_S$$

$$\tag{3-13}$$

式(3-13)即为基于 Infomax 判据的 stICA 解混矩阵迭代方式。

3.3.3 权重系数 α 的选取

权重系数 α 的选取会影响算法在空域和时域收敛的倾向性。当 $\alpha = 1$ 时,算法退化为 sICA,空间分量独立性高,时间分量独立性低;当 $\alpha = 0$ 时,算法退化为 tICA,时间分量独立性高,空间分量独立性低。通过对真实 fMRI 数据研究发现,当 α 从 0~1 取值时,各独立分量的平均相关系数如图 3.1 所示。

从图中 3.1 可以发现,当 $\alpha = 0.3$ 时,各成分间的非相关性最大(r 值最小),因此,在接下来的处理过程中,采用 $\alpha = 0.3$。基于 Infomax 的 stICA 解混矩阵迭代方式可表达为

$$\Delta W_S = \mu\left(0.3\frac{\partial H(W_S)}{\partial W_S} + 0.7\frac{\partial H(W_T)}{\partial W_S}\right) = \mu\left\{0.3\left[I + (1 - 2g\,y_S)\,y_S^{\mathrm{T}}\right] + \right.$$

$$0.7\left[I + (1 - 2g\,y_T)\,y_T^{\mathrm{T}}\right] \cdot \Lambda^{-2}\right\} W$$

$$W_S^{+} = W_S + \Delta W_S \tag{3-14}$$

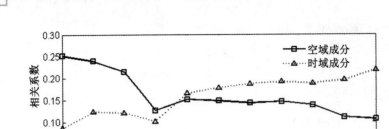

(a) 空间成分(实线)和时间成分(虚线)各自的 r 值

(a) The respective r values of spatial components(solid line) and temporal components(dotted line)

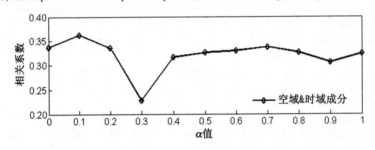

(b) 空间和时间总 r 值

(b) The total r values of space and temporal components

图 3.1　权重系数 α 与各独立成分平均(空间 & 时间)相关系数 r 的关系曲线

(α 从 0 ~ 1 取值)

Fig. 3.1　The relation curve of weight factor α and average correlation coefficient r of the resulting spatial & temporal components(α between 0 ~ 1)

3.4　实验

3.4.1　仿真数据分析

仿真数据由四幅不同图像和四组不同信号构成。图片尺寸为 256×256，信号长度为 100，如图 3.2 所示。将四幅二维图像分别转换为一维向量，构成空域信号 $X_S(65536, 4)$；四组信号构成时域信号 $X_T(100, 4)$；则混合时空矩阵 $X(m, n) = (X_S A_S) \cdot (X_T A_T)^{\mathrm{T}}$，其中，$A_S$ 和 A_T 是随机的混合矩阵。$X(m, n)$ 行为空间域，列为时间域。

整个 stICA 算法如图 3.3 所示。

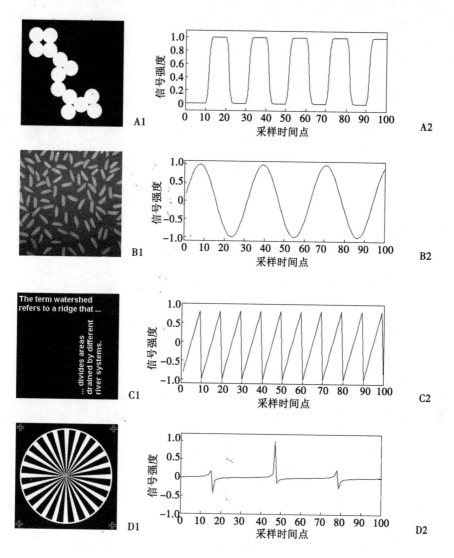

图 3.2 仿真数据

A2 为模拟 fMRI 激活信号,由 block 长度为 20、周期为 5 的 100 个时间点的方波与血液动力学相应函数(图 3.4)卷积得到,其中 TR = 3 s。B2 是周期为 π、采样频率为 10 的正弦函数。C2 是周期为 1、采样频率为 10 的三角波函数。D2 是周期为 π、采样频率为 10 的正切函数。

Fig. 3.2 Simulation data

A2 is the simulated fMRI activation signal, it is the convolution result of 100 time points of square wave whose block length is 20, cycle is 5, and the hemodynamic response function(fig. 3.4), of which TR = 3 s. B2 is sine function whose cycle is π and sampling frequency is 10. C2 is triangle wave function whose cycle is 1 and sampling frequency is 10. D2 is tangent function whose cycle is π and sampling frequency is 10.

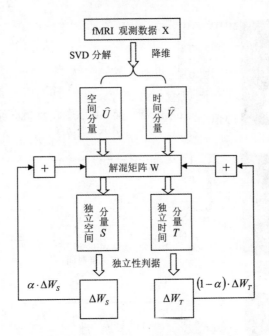

图 3.3 stICA 算法流程图

Fig. 3.3 stICA algorithm flowchart

图 3.4 为血液动力学相应函数曲线，函数表达式为

$$S_I = 0.452 \cdot t^{8.6} \cdot e^{-t/0.547} \qquad\qquad (3-15)$$

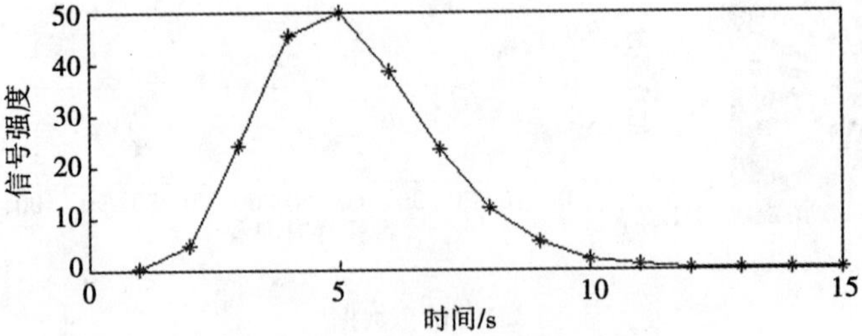

图 3.4 血液动力学相应函数曲线

Fig. 3.4 Hemodynamic response function

混合时空矩阵 $X(m, n)$ 经过 svd 分解并降维后，$\hat{X} = \hat{U}\hat{V}^{\mathrm{T}}$ 得到四维混合空间分量 $\hat{U}$ 和四维混合时间分量 $\hat{V}$，如图 3.5 所示。

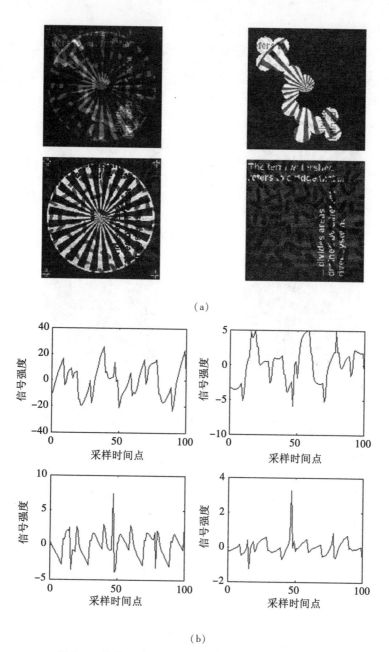

(a)

(b)

图 3.5　降维后的混合空间分量(a)和混合时间分量(b)

Fig. 3.5　Mixed spatial(a) and temporal(b) components after dimensionality reduction

（1）sICA 结果

应用基于 Infomax 的 sICA 方法处理仿真数据 $X(m, n)$，步长 $\mu = 0.01$，段长为 500，迭代前的 W 和迭代后的 W 误差小于 10^{-6} 时终止迭代。所得结果如图 3.6 所示。

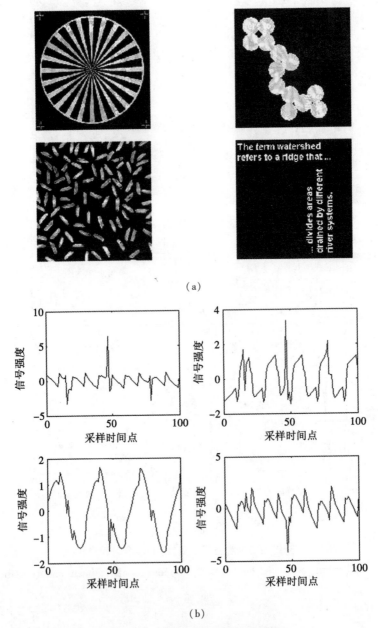

（a）

（b）

图 3.6　仿真数据 sICA 处理结果

Fig. 3.6　sICA processing results for simulation data

(2)tICA 结果

应用基于 Infomax 的 tICA 方法处理仿真数据 $X(m, n)$, 步长 $\mu = 0.01$, 段长为 5。由于 fMRI 数据的时间域信号长度远小于空间域, 因此进行 tICA 运算时段长也小于 sICA 的段长。迭代前的 W 和迭代后的 W 误差小于 10^{-6} 时终止迭代。所得结果如图 3.7 所示。

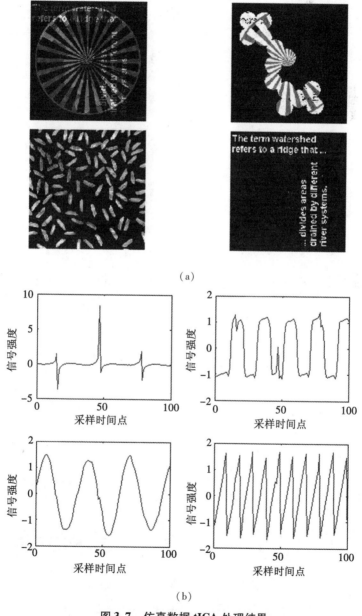

(a)

(b)

图 3.7　仿真数据 tICA 处理结果

Fig. 3.7　tICA processing results for simulation data

（3）stICA 结果

应用 3.3 节的改进算法，$\mu = 0.01$，fMRI 数据空间维度远大于时间维度，为了使时空数据同步迭代，需要适当调整时空两个领域的段长，不妨设时域段长为 B_T，则空域段长 $B_S = m/(n/B_T)$，其中 m 是空域信号长度，n 是时域信号长度。stICA 结果如图 3.8 所示。

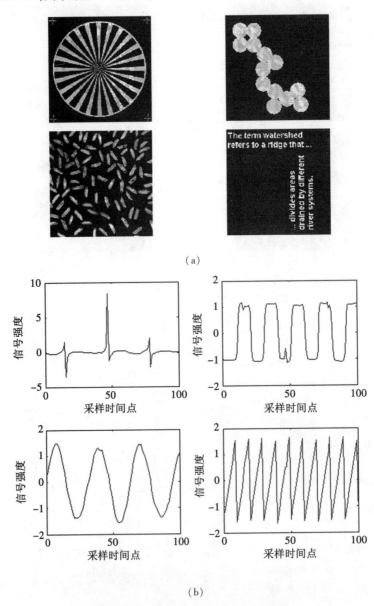

（a）

（b）

图 3.8　仿真数据 stICA 的处理结果

Fig. 3. 8　stICA processing results for simulation data

从实验结果可以看出，sICA 在空间域获得较理想的分离结果，tICA 在时间域获得较理想的分离结果，stICA 在两个邻域的提取结果均比较理想。将三种方法所得结果与源信号做相关性分析，来评价三种方法的优劣。相关系数如表 3.1 所示。

表 3.1　应用不同方法时独立成分与源信号的相关系数

Tab. 3.1　Correlation coefficient between independent component and source signal when use different methods

	空间相关系数				时间相关系数			
sICA	0.9880	0.9911	0.9905	0.9839	0.7840	0.8337	0.9687	0.7543
tICA	0.8359	0.8694	0.9776	0.9033	0.9927	0.9903	0.9948	0.9971
stICA	0.9875	0.9912	0.9905	0.9840	0.9837	0.9980	0.9951	0.9982

三种方法的空间平均相关系数分别为：sICA，0.9884；tICA，0.8966；stICA，0.9883；时间平均相关系数分别为：sICA，0.8352；tICA，0.9937；stICA，0.9937。可以看出，stICA 无论在哪个领域都获得了不输于传统 ICA 优势领域的结果，但代价是需要更多的迭代次数。

ICA 通过寻求各分量之间的独立性分离观测矩阵，在一个能够接受的误差范围内，理论上存在许多种解，这就导致传统 ICA 另一领域的自由度较高，方差较大。如图 3.9 所示。

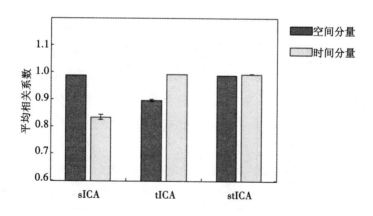

图 3.9　相关系数的均值与方差

Fig. 3.9　The mean and the variance of the correlation coefficient

stICA 同时兼顾两个领域的独立性，因此两个领域的自由度都不高，方差值较低。另外，还需注意一点，传统 ICA 能够最大限度地提取出目标领域的独立成分，即便潜在的源信号并不十分独立。通过仿真数据可以证实，原始仿真数据的四幅图像彼此间有 0.01 ~ 0.1 的相关性，而经过 sICA 处理后相关性几乎为零。可以认为，sICA 提取出的独立成分与原始数据具有一定的差异。如表 3.2 和表 3.3 所示。

表 3.2　原始仿真数据的 4 幅图像彼此间的相关性

Tab. 3.2　Four image correlation between each other in original simulation data

Signals	1	2	3	4
1	1	0.0019	0.0161	0.1052
2	0.0019	1	0.0068	− 0.0125
3	0.0161	0.0068	1	0.0201
4	0.1052	− 0.0125	0.0201	1

表 3.3　经过 sICA 处理后的 4 幅图像彼此间的相关性

Tab. 3.3　Four image correlation between each other after sICA processed

Signals	1	2	3	4
1	1	3.12×10^{-15}	1.41×10^{-15}	5.30×10^{-15}
2	3.13×10^{-15}	1	3.08×10^{-16}	6.44×10^{-15}
3	1.41×10^{-15}	3.08×10^{-16}	1	2.68×10^{-15}
4	5.30×10^{-15}	6.44×10^{-15}	2.68×10^{-15}	1

对比发现，sICA 提取后的独立成分之间独立性非常明显，甚至超过了源信号，说明 sICA 提取出的独立成分不是潜在的源信号，而只是通过独立性判据尽可能地提取出相互独立的成分。这样的结果一方面缺乏可信度，另一方面造成另一领域额外的相关。类似地，tICA 同样具有该特点。原始仿真数据的 4 个信号彼此间的相关性及 tICA 提取后的各独立成分间的相关性如表 3.4 和表 3.5 所示。

表 3.4　原始仿真数据的 4 个时域信号彼此间的相关性

Tab. 3.4　Four time domain signal correlation between each other in original simulation data

Signals	1	2	3	4
1	1	0.0607	0.0263	− 0.1068
2	0.0607	1	0.0222	0.1387
3	0.0263	0.0222	1	0.0405
4	− 0.1068	0.1387	0.0405	1

表 3.5　经过 tICA 处理后的 4 个时域信号彼此间的相关性

Tab. 3.5　Four time domain signal correlation between each other after tICA processed

Signals	1	2	3	4
1	1	-9.71×10^{-18}	-1.11×10^{-18}	-9.16×10^{-18}
2	-9.71×10^{-18}	1	4.69×10^{-16}	1.60×10^{-16}
3	-1.11×10^{-18}	4.69×10^{-16}	1	8.50×10^{-16}
4	-9.16×10^{-18}	1.60×10^{-16}	8.50×10^{-16}	1

实验结果表达出的思想是 ICA 能够提取出不是潜在源信号的独立信号。正是由于源信号之间存在少量相关性,所以传统 ICA 不可能真正地实现源信号完美的分离,即解混矩阵 W 不可能刚好是混合矩阵 A 的逆矩阵。主要原因就是传统 ICA 缺乏约束;而 stICA 可以起到让时空两个领域互相约束的效果,因此能够获得更理想的分离结果。stICA 提取后的各独立成分间的相关性如表 3.6 所示。

表 3.6　stICA 提取后的各独立成分间的相关性(空间成分/时间成分)

Tab. 3.6　Correlation between each independent component after stICA extracted (space/temporal)

Signals	1	2	3	4
1	1/1	$-3.6 \times 10^{-15} /$ 1.1×10^{-14}	$1.3 \times 10^{-15} /$ 9.1×10^{-15}	$-5.4 \times 10^{-15} /$ 6.7×10^{-15}
2	$-3.6 \times 10^{-15} /$ 1.1×10^{-14}	1/1	$-2.8 \times 10^{-15} /$ 3.6×10^{-15}	$-1.6 \times 10^{-15} /$ -2.5×10^{-15}
3	$1.3 \times 10^{-15} /$ -9.1×10^{-15}	$-2.8 \times 10^{-15} /$ 3.6×10^{-15}	1/1	$3.0 \times 10^{-16} /$ 2.3×10^{-15}
4	$-5.4 \times 10^{-15} /$ 6.7×10^{-15}	$-1.6 \times 10^{-14} /$ -2.5×10^{-15}	$3.0 \times 10^{-16} /$ 2.3×10^{-15}	1/1

注:"/"前为空间域,"/"后为时间域。

3.4.2　听觉 fMRI 数据分析

该组数据是 SPM8 软件包的示范数据,已有明确的激活模式认定,将本书算法应用于该组数据的目的是验证本书算法在真实 fMRI 数据处理中的准确性。该数据属于组块设计类型(数据来源:http://www.fil.ion.ucl.ac.uk/spm/data/auditory/),TR = 7 s;组块长度为 6;休息与任务交替进行,每个周期包括 12 个采样时间点,共重复 8 个周期;GLM 的时域解释变量如图 3.10 所示。应用 SPM 软件执行预处理,包括头动校正、空间标准化和空间平滑,然后应用 GLM

做统计分析，t-检验($p < 0.001$)，最终结果如图 3.11 所示。

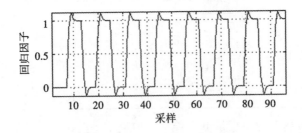

图 3.10　GLM 方法时域解释变量

Fig. 3.10　Time domain regressors for GLM

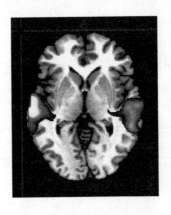

图 3.11　GLM 方法处理结果

Fig. 3.11　GLM method processing results

选择听觉 fMRI 数据第 18 层作为处理层，将三维数据转换为二维矩阵 $X(m, n)$，均值化后进行 svd 分解并保留奇异阵累积贡献率 80% 的奇异值，其余赋为 0。主成分数为 15。分离结果如图 3.12 所示。

从图 3.12 中可以看出，方框内的成分为任务相关成分。激活区主要分布在双侧的听觉皮层，包括颞上回、颞中回和颞下回。Brodmann 分区在第 21、22 和 42 区。将该成分与 GLM 方法所得图像比较，其相关系数 R_m 为 0.7393；时间序列与时域解释变量(如图 3.10 所示)比较，相关系数 R_t 为 0.5586。

该组示范数据信噪比较高，不严重违反基于模型驱动的 GLM 方法的基本假设，因此 GLM 所得结果具有较高的可信度，可以作为参照标准。本书 Info-max_stICA 方法所得结果与 GLM 方法所得结果相似度较高，可以认为本书方法具有较好的准确性，为接下来的实验数据处理提供可靠的理论依据。

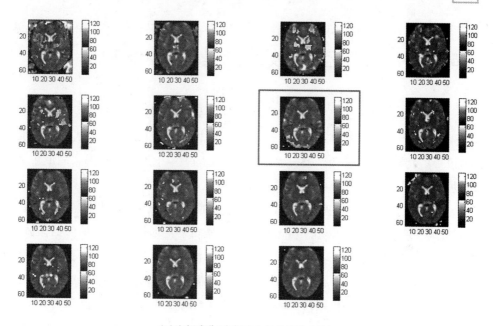

(a)空间成分(方框内为任务相关成分)

(a)Space component(inside the box is a task-related component)

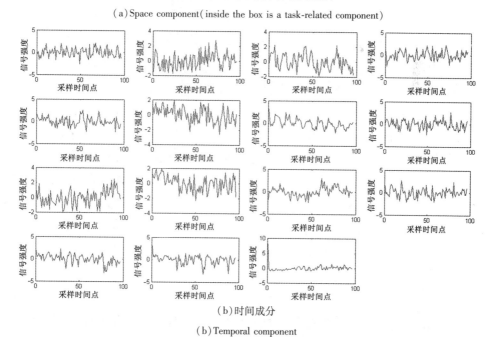

(b)时间成分

(b)Temporal component

图 3.12　听觉 fMRI 数据处理结果

Fig. 3.12　Processing results of auditory fMRI data

3.5 踝关节主动运动与被动运动激活模式的对比

踝关节背屈运动是构成行走步态周期的重要组成部分,该功能受损是导致脑卒中后行走障碍的主要原因之一[193]。探索踝关节背屈运动激活机理对下肢功能的康复具有指导意义。丧失运动功能的重度脑卒中患者初期无法完成主动运动,而被动运动是一种可以直接用于初期脑卒中患者的简单可行的试验方法。F. Alary等[194]证实,被动运动与主动运动时的激活区在激活数量、位置和程度上均相似,即被动运动的激活模式几乎等同于主动运动时的脑激活模式,故可作为对重度脑卒中患者功能成像研究的刺激手段。Bruce 等研究了健康受试者的踝关节背屈运动。在踝关节的主动运动模式下,大量的重叠的激活区主要出现在对侧初级运动皮层(primary motor,M I)、初级躯体感觉皮层(primary sensory,S I)、补偿运动区(supplementary motor area,SMA)、扣带运动皮层(cingulate motor,CMA)以及部分双侧次级躯体感觉皮层(secondary somatosensory cortices,S II)。相对于主动运动,被动运动出现更多的抑制区,而且峰值点信号值较低,次级躯体感觉皮层除外。Maria Blatow 等[195]做出统计比较,主动运动和被动运动激活区域的坐标位置没有显著差异。在 PMA 和 SMA 区,主动运动的激活强度高于被动运动($P < 0.01$),顶叶区域无差异。

以上研究采用的方法均是一般线性模型(GLM)法,本书从另一角度进行研究,提出利用独立成分分析方法探讨主动运动与被动运动任务相关成分之间的相似性。应用 stICA 算法提取健康受试者主动与被动踝关节背屈运动任务相关成分的激活区域及时间序列,分析其相似程度。可以认为,如果两种运动模式的任务相关成分仍具有极大的相似性,则可以进一步证明被动运动可以作为无法进行主动运动时的替代刺激手段。

3.5.1 材料

3 例健康男性右利手志愿者,25—28 岁。无神经、精神损伤史,实验任务为右侧踝关节背屈运动,受试前 24 小时未做腿部剧烈运动,身体无任何不适感。实验研究地点为清华大学生物医学影像研究中心。设备采用 Philips 3T 超导型磁共振成像系统。被动运动由专业辅助人员协助完成。所有受试者已签署知情同意书。

3.5.2　功能图像采集及预处理

功能图像采集:EPI 序列, TR:3000 ms, TE:30 ms, 矩阵:80×80×47, Flip:90°, FOV:230 mm, Voxel size:2.8×2.8×3。实验采用 block 设计,任务为右侧踝关节背屈运动,背屈运动角度10°,视觉信号提示。频率0.3~0.4 Hz。该频率与正常人散步的频率类似,并且其速度不会引起连带的肌肉收缩。先休息30 s,然后运动30 s,再休息,反复4个周期。功能图像首先进行头动校正,再应用标准 EPI 模板归一化到 MNI 坐标系统,视野坐标为 $x[-90, 90]$, $y[-126, 90]$, $z[-72, 108]$。重建后矩阵尺寸为 $65×78×61$。最后应用半高宽(FWHM)为 8 mm×8 mm×8mm 的核函数对功能图像进行空间平滑处理。

3.5.3　数据处理结果

选择 Z 坐标为24,33,63为处理层。GLM 方法:预处理后应用 SPM 软件做统计分析,得到统计参数图,接着应用 t-检验提取激活区($P<0.001$, 激活簇≥20),最后应用 MRIcron 软件叠加在结构像上。如图3.13(a)(c)所示。

stICA 方法:预处理后转换成二维数组,均值化并 svd 分解,保留奇异阵累积贡献率80%的奇异值。应用公式(3-2)得到各时空独立分量,用参考函数相关法对时间独立分量排序,选择与图3.3中 A2 相关系数最高的时间成分及其相应的空间成分为任务相关成分,如图3.13(b)(d)所示。

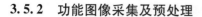

$$Z = 63$$

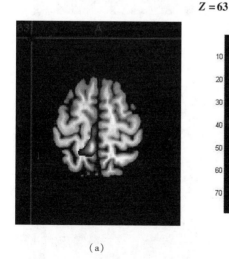

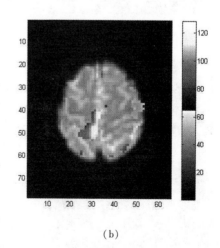

(a)　　　　　　　　　　　　　　　(b)

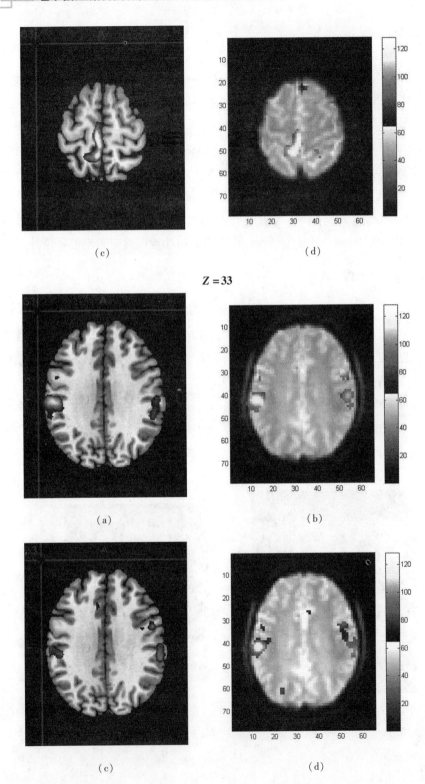

（c）

（d）

Z = 33

（a）

（b）

（c）

（d）

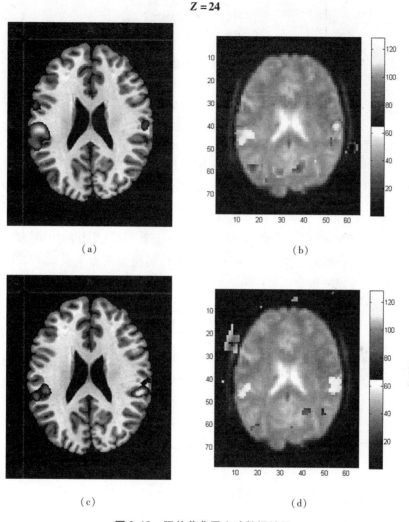

图 3.13　踝关节背屈实验数据结果

（a）GLM 方法主动运动结果；（b）stICA 方法主动运动结果；

（c）GLM 方法被动运动结果；（d）stICA 方法被动运动结果

Fig. 3.13　Results of Ankle dorsiflexion experimental data

（a）GLM method active movement results；（b）stICA method active movement results；

（c）GLM method passive movement results；（d）stICA method passive movement results

　　主动运动与被动运动激活区的相似程度通过相关系数 R 值来衡量。分别对 GLM 方法和 stICA 方法得到的两种运动结果做相关分析，所得 R 值如图 3.14 所示。从图 3.14 中可以得出，stICA 方法的 R 值普遍高于 GLM 方法，平均空间

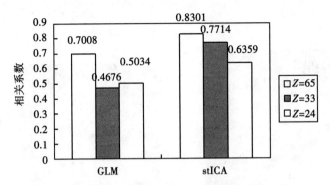

图 3.14　GLM 法与 stICA 法求激活图的 *R* 值

Fig. 3.14　*R* value of activate map obtained by GLM method and stICA method

相关系数上升 0.1885。将所有结果的时间序列与 Time domain regressors 做相关分析。得到平均时间相关系数：GLM 为 0.5294 [图 3.15(b)]，stICA 为 0.6616 [图 3.15(c)]，stICA 方法比 GLM 方法平均时间相关系数上升 0.1322。证明 stICA 结果的准确性更强。

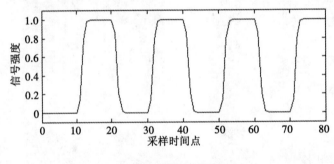

（a）时域解释变量

（a）Time domain regressors

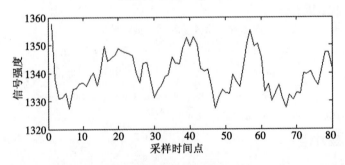

（b）GLM 方法激活点的平均时间序列

（b）Average time series of activation point by GLM method

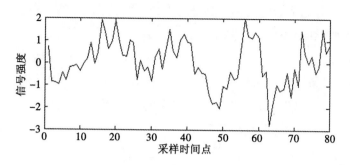

(c)stICA 方法的平均时间序列

(c)Average time series by stICA method

图 3.15　GLM 方法和 stICA 方法的平均时间序列

Fig. 3.15　Average time series of GLM method and stICA method

3.5.4　讨论

本实验研究的主要目的是验证主动运动与被动运动的相似性。前人的研究多是通过 GLM 方法验证的。然而,fMRI 数据中包含多种生理信号和系统噪声的干扰,我们有理由相信,单靠 GLM 得到的结果不是完全准确的,因此本书应用 ICA 的方法进行验证。

实验结果显示,本书方法和 GLM 方法得到了类似的激活区,包括对侧初级运动皮层(primary motor,MⅠ,BA 4,旁中央小叶)、初级躯体感觉皮层(primary sensory,SⅠ,BA 1 2 3,中央后回)、补偿运动区(supplementary motor area,SMA,BA 6,额内侧回)、双侧次级躯体感觉皮层(secondary somatosensory cortices,SⅡ,BA 40,顶下小叶)。stICA 提取出的任务相关成分由于没有其他信号和噪声的干扰,因此激活区与刺激任务更一致。如果主动运动与被动运动确实如前人所说的那样非常相似,那么,stICA 结果可能会出现比 GLM 更高的相似性,实验结果证实了我们的预想是正确的。stICA 方法比 GLM 方法的平均空间相关系数上升 0.1885,平均时间相关系数上升 0.1322。

3.6　本章小结

本章分析了传统 ICA 在基本假设上的失败,介绍了更符合物理意义的时空独立成分分析模型,针对原有 stICA 的缺失与不足提出了基于 Infomax 判据的

stICA 优化算法。首先通过对仿真数据的处理，证明了本书算法的正确和优越。接着通过处理一组听觉任务的真实 fMRI 数据，验证了本书算法应用于 fMRI 数据处理的准确性。最后将该算法应用于踝关节主动运动与被动运动激活模式对比研究，研究结果表明，踝关节背屈的主动被动与被动运动激活模式的确非常相似，被动运动可以作为无法进行主动运动时的理想的替代刺激手段。该结论可为 fMRI 应用于中风后早期的康复效果评价提供崭新的研究思路，也可为被动运动康复疗法提供更充足的理论依据。对康复医疗的发展起到积极的推动作用。

第4章　结合 stICA 和 GLM 算法的神经性噪声干扰消除研究

4.1　引言

　　一个算法的成功与否取决于该方法基于的基本假设是否成立，倘若不完全成立，是否能够具有较强的稳定性。例如传统的二阶统计方法（如 GLM）：许多数据集实际上违反了它的假设，但由于具有较强的稳定性，因此受到的影响较小，其结果仍可以被接受。但是，fMRI 数据确实存在违反 GLM 基本假设的情况。GLM 采用最小二乘法估计，它通过最小化误差的平方和寻找数据的最佳函数匹配。然而，fMRI 信号信噪比普遍较低，噪声项较大，与 GLM 的原始假设不符。ICA 作为一种基于四阶统计量的方法，是对 fMRI 数据的信号与噪声差异的更深层次的把握和挖掘。它可以无视目标源信号幅度小的问题，在强噪声下提取出任务相关成分。时空独立成分分析（stICA）是对 fMRI 数据时、空特性更准确的掌控，比传统 ICA 更符合物理意义，从而分离结果更准确。然而，stICA 本身仍具有传统 ICA 对参数过分敏感的特点，在 fMRI 中的应用仍不稳定，一套固定的参数无法适应所有受试数据。因此，我们提出 ICA 结合 GLM，优势互补，解决以上问题。

　　本章首先深入分析了 stICA 模型和 GLM 的区别与共性，探讨了各自的不足，提出两种方法的融合是可行的，并且可以做到优势互补。接着给出了 stICA-GLM 方法详细的理论分析与公式推导，并将该联合方法应用于仿真数据分析和真实 fMRI 数据分析，均得到了比 GLM 更准确的结果。证明该联合方法不但拥有 GLM 的稳定性，还具备 stICA 的准确性，整体性能优于前两者。

4.2 算法的提出

通过对一般线性模型(GLM)和 stICA 模型的对比,我们发现,GLM 和 stICA 模型在数学表达式上非常接近:都是把观测数据表示成一系列空间图像和相应解释变量(时间序列)乘积的线性组合,这些空间图像和解释变量通常应体现观测数据的某些结构特征。两个模型主要的不同之处有三点:第一,解释变量的获取方法。GLM 中解释变量是假设驱动或称模型驱动的,其数目和形式通过先验知识确定,一般有明确的物理意义,因此,为了正确分析数据,在指定模型时,研究者必须将所有可能的因素都考虑在内,一旦确定了模型、估计出模型参数,那些未建模的效应,不管其本身有没有意义,都会被当作误差项;而 stICA 中解释变量是经由数据驱动通过分解原始数据的方式获取的,这些解释变量包含所有可能的源信号,而它们本身的物理意义并不十分明确。第二,GLM 包含噪声项,模型中有一定的自由度,因而在参数估计之后可以针对模型参数进行小样本平均数的假设检验(t-检验);而一般 ICA 模型是无噪声模型,对数据是完全建模,一旦估计出参数,则模型完全是确定性的,无法进行 t-检验。第三,GLM 模型的解释变量中包含一个全为 1 的常量;而 stICA 模型在建立之前,对观测向量进行过均值化预处理,因此不包含全为 1 的常量。

stICA 模型:

$$X = S\Lambda T^{\mathrm{T}} \qquad (4-1)$$

其中,$X \approx \widehat{X}$ 是主成分分析降维后的观测数据,S 是若干个独立的空间图像的线性组合,T 是若干个独立的时间序列的线性组合(各独立成分均为列向量)。Λ 可视为对角单位阵。

$$
\begin{aligned}
X = S\,T^{\mathrm{T}} &= [S_1,\ S_2,\ \cdots,\ S_k] \times [T_1,\ T_2,\ \cdots,\ T_k]^{\mathrm{T}} \\
&= S_1 T_1^{\mathrm{T}} + S_2 T_2^{\mathrm{T}} + \cdots + S_k T_k^{\mathrm{T}}
\end{aligned} \qquad (4-2)
$$

矩阵表示为

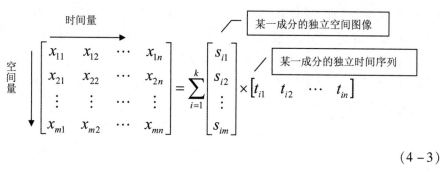

$$(4-3)$$

其中，k 表示降维后的主成分个数。

一般线性模型（GLM）：

$$Y = G\beta + e \qquad (4-4)$$

其中，Y 是观测数据，在 fMRI 数据中观测数据是一个时空矩阵，它相当于 stICA 模型中的 X。G 为设计矩阵，与血流动力学响应函数做卷积后成为解释变量，相当于 stICA 模型中的时间序列 T。β 是待估计的参数图，相当于 stICA 模型中的空间图像 S。该模型中的观测数据的每一列为空间量，每一行为时间量，与 stICA 模型相反。为了便于比较，将两个模型统一标准化，将传统 GLM 变换为

$$X = S T^{\mathrm{T}} + e \qquad (4-5)$$

矩阵表示为

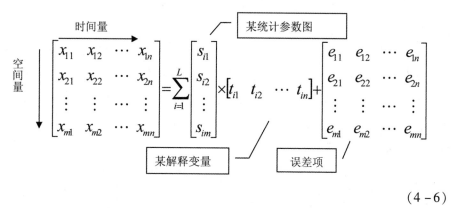

$$(4-6)$$

其中，L 表示解释变量的个数，由先验知识确定。在单任务实验中，解释变量个数通常为两个，即与任务相关的解释变量和全为 1 的常量。在多任务实验中会包含 2 个以上的解释变量。SPM 软件的头动校正环节能够生成 6 个头动参数（水平移动距离 x，y，z 和旋转角度 θ，φ，ϕ），可以作为 GLM 的解释变量，目的是去除头动的影响。但是这不是必然要做的，当头动幅度很小或头动状态和

实验任务设计高度相关(如被动的下肢运动会带动头部移动)时,可以不定义。一旦解释变量确定,那么一般先行模型就已经建立。接下来,就要估计出什么样的参数 S 才是最合适的解,能够与观测数据最好地匹配。应用最广泛的就是最小二乘法,通过最小化残差方差来估计参数。如果误差项服从正态分布,那么最小二乘估计就相当于极大似然估计。

设 S 的估计值为 $\widehat{S} = (\widehat{S}_1, \widehat{S}_2)$,$S_e$ 为残差方差。

$$S_e = \sum (X - \widehat{S}_1 T_1^{\mathrm{T}} - \widehat{S}_2 T_2^{\mathrm{T}})^2 \tag{4-7}$$

当满足 $\dfrac{\partial S_e}{\partial \widehat{S}_1} = 0$ 时,S_e 取得极小值。矩阵形式表示为:

$$\widehat{S} T^{\mathrm{T}} T = XT \tag{4-8}$$

如果 T 满秩,那么 $T^{\mathrm{T}}T$ 可逆,则

$$\widehat{S} = XT (T^{\mathrm{T}}T)^{-1} \tag{4-9}$$

该方法成功的前提条件是,误差项小于待估计的参数。然而,在 fMRI 信号中,目标源信号(我们希望提取出的时空信号)的改变量往往较小。1.5 T 的磁场强度下,信号改变量为 2% ~ 5%。而此时的噪声改变量约为 5%,是目标源信号的 2 倍。在这种情况下,GLM 是失效的:一方面,潜在的目标源信号被噪声掩盖,失去了显著性,无法被检出,噪声假阴性错误;另一方面,部分噪声被当作目标源信号被检出,造成假阳性错误。在信噪比低的情况下,GLM 的两类错误概率均会上升,无法正确地提取出目标源信号的统计参数图。

ICA 需要满足的假设与 GLM 不同,它没有误差项,不需要假设误差项小于目标源信号,只需要假设目标源信号与其他噪声之间是统计独立的。虽然在前面章节,我们得出的结论是,目标源信号与其他噪声之间不可能满足完全独立的条件。但可以肯定的是,混合观测数据经过 stICA 分解后,绝大部分的目标源信号会集中在少数成分里,而其余成分中仅含有极少量的目标源信号成分(PCA 做不到这一点,它只能将大部分信息量保留在一部分成分里)。

因此我们提出将两种方法结合,首先应用 stICA 无须先验条件的优点,将观测数据 X 分解成若干独立空间分量和独立时间分量,此时大部分的目标源信号会集中在少数成分里。其次用任务相关解释变量(参考函数) $f(t)$ 分别与各独立时间分量做相关性分析,通过相关系数对各独立时间序列排序。如图 4.1 所示。排列越靠前的成分,包含的目标源信号成分越多。最后,选择一个相关系数阈值 R_{TRC},认为大于该阈值的成分为任务相关成分;小于该阈值的成分为

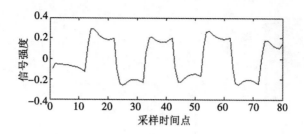

图 4.1　参考函数 $f(t)$

Fig. 4.1　Reference function $f(t)$

任务无关成分，并舍弃。式（4-10）为排序后的 stICA 模型：

$$X = S_1 T_1^{\mathrm{T}} + \cdots + S_j T_j^{\mathrm{T}} + \cdots + S_k T_k^{\mathrm{T}} \qquad (4-10)$$

J 表示最后一个大于 R_{TRC} 的成分。设 X_{TRC} 为任务相关成分后的观测数据：

$$X_{TRC} = S_1 T_1^{\mathrm{T}} + \cdots + S_j T_j^{\mathrm{T}} \qquad (4-11)$$

此时 X_{TRC} 满足 GLM 的原始假设，即误差项小于目标源信号。将 X_{TRC} 作为 GLM 的观测数据重建模型，参数估计，最后应用 t-检验得出具有区域特异性的功能激活图像。

4.3　仿真数据分析

为了验证本书观点，构建一组目标源信号幅度小于噪声信号幅度的数据组。图片尺寸为 256×256，信号长度为 100（如图 4.2 所示）。设第一幅图像及其对应的时间序列为目标源信号，信号幅度为 1；其他三幅图像及其对应的时间序列归为噪声。将四幅二维图像分别转换为一维向量，构成空域信号 X_S $(65536, 4)$；四组信号构成时域信号 $X_T(100, 4)$；则混合时空矩阵 $X(m, n) = (X_S A_S) \cdot (X_T A_T)^{\mathrm{T}}$，其中 A_S 和 A_T 是随机的混合矩阵。$X(m, n)$ 中每一列是一幅混合后的观测图像，每一行是混合后的观测时间序列。

对该混合时空矩阵 $X(m, n)$，首先单独使用 GLM 方法处理，假设图 4.2 中 (b)(c)(d) 噪声均未知，则仅对 (a) 建模，t-检验（$P < 0.01$）。其结果如图 4.3 所示。

由于目标源信号的幅值小于其他信号，在被繁多的噪声"层层覆盖"的情况下，失去了激活特征的显著性。因此单独使用 GLM，某些潜在的激活体素，可能会被遗漏，在假设检验过程中被认为"未激活"。容易造成假阴性（失真）

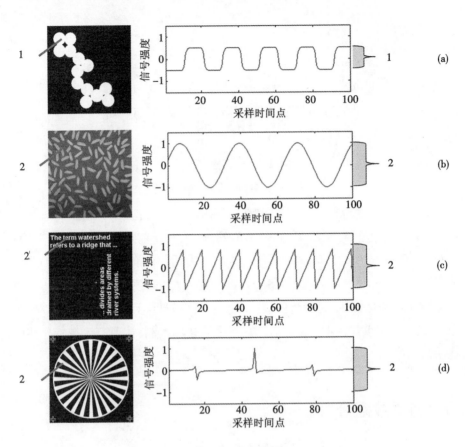

图 4.2　仿真数据

(a) 目标源信号, 信号幅度为 1；(b)(c)(d) 噪声项, 信号幅度为 2

Fig. 4. 2　Simulation data

(a) Target source signal, signal amplitude is 1；

(b)(c)(d) Noise terms, signal amplitude is 2

错误。接下来, 单独使用 stICA 方法处理该组数据, 其结果如图 4.4 所示。

即使信号幅度相对较小, stICA 仍然能够较好地分离出各个潜在的源信号。第 3 章提到过独立成分分析提取出的成分与源信号并不完全相同, 因此 stICA 很难完全正确地分离出空间源信号, 而是得到与空间源信号近似的结果, 如图 4.4 所示。可以看出, 图 4.4 中包含了所有目标区域, 也包含了少量的非目标体素点。不过, 目标区域内体素点的信号强度要远高于其他区域体素点的信号强度。图 4.4 中也包含了少许目标区域成分, 将前两个成分的空域和时域信号相乘, 得到 X_{TRC}, 带入 GLM 模型。再次重建 X_{TRC} 后, 目标区域外的信号幅度就非常微弱, 容易被其他成分覆盖而失去显著性, 这也正是我们所希望的。这

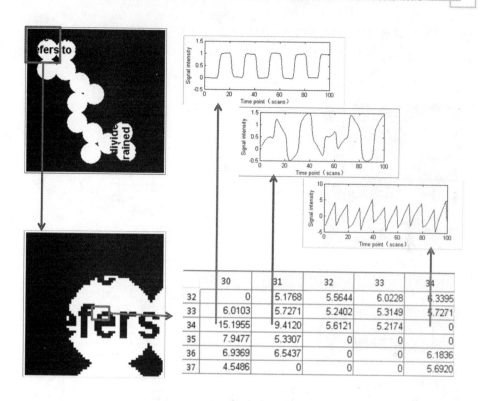

图 4.3　单独使用 GLM 所得结果

Fig. 4. 3　Results obtained by GLM alone

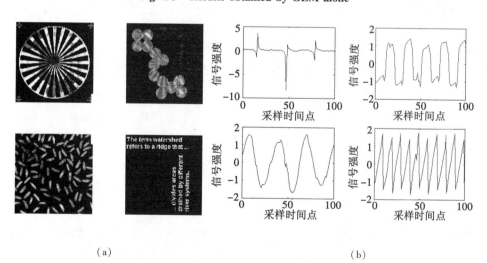

（a）　　　　　　　　　　　　　　　　　（b）

图 4.4　单独使用 stICA 所得结果

Fig. 4. 4　Results obtained by stICA alone

样做的结果就是，目标区域内的信号由于显著性增加而被检出，目标区域外的信号则不会被检出。stICA 弥补了 GLM 对弱信号无法检出的问题，GLM 弥补了 stICA 在空间域的分解误差问题，实现了优势互补。对目标源信号的提取结果如图 4.5 所示。

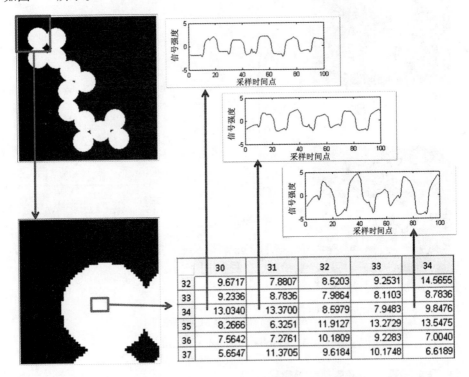

	30	31	32	33	34
32	9.6717	7.8807	8.5203	9.2531	14.5655
33	9.2336	8.7836	7.9864	8.1103	8.7836
34	13.0340	13.3700	8.5979	7.9483	9.8476
35	8.2666	6.3251	11.9127	13.2729	13.5475
36	7.5642	7.2761	10.1809	9.2283	7.0040
37	5.6547	11.3705	9.6184	10.1748	6.6189

图 4.5　stICA-GLM 联合方法的提取结果

Fig. 4.5　results extracted by stICA-GLM joint methed

经过大量实验研究，我们发现这样一个现象，混合观测信号经过独立成分分析后，即使不能完全正确地提取出目标源信号，也可以保证大部分的目标源信号会集中在某一个或少数成分里，而其余多数成分中仅含有极小部分的目标源信号(PCA 不具备该特点，它只能将大部分信息量保留在一部分成分里)。stICA-GLM 联合方法的目的就是，去除掉那些不包含目标源信号或仅包含极小部分的目标源信号的大多数成分。此时，噪声项被大幅削减，幅度小于目标源信号。再进行 GLM 建模，基于最小二乘法参数估计，则符合模型对数据的原始假设。t-检验提取目标空间源信号(激活区)准确性提高。该方法结合了两种模型的优点，互相弥补了缺点。

stICA-GLM 方法解决了独立成分分析模型幅度不确定的缺点，$x = As$ 中 A 乘以某一常数，同时 s 除以某一常数，整体结果不变。通过对每一次迭代后的解混矩阵做归一化处理，可以使独立成分具有单位方差 $E\{s_i^2\} = 1$，起到固定独立成分幅值的作用。不过，这样仍然不能完全保证幅值的正确。因为如果 A 和 s 均乘 -1，那么整体结果仍然不变，而独立成分的符号则是反向。

stICA 同时优化空间域和时间域的独立性，因此，若一方发生符号翻转，另一方也随之翻转。这是 stICA 的一个特有的性质。stICA-GLM 方法将观测矩阵分解为成对的空间独立成分和时间独立成分相乘的形式，$X = S_1 T_1^T + \cdots + S_j T_j^T + \cdots + S_k T_k^T$，两个领域符号同时翻转或同时不翻转结果相同，因此不影响最终结果。S 乘以某一常数，同时 T 除以某一常数，整体结果不变。不影响重建 X_{TRC}。

许多文献报道过 ICA 能够分解出持续任务相关和暂态任务相关（transiently task-related，TTR），这些分量所对应的激活脑区都参与了实验任务的执行，其中 TTR 分量与实验任务设计部分高度相关，是对 CTR 分量的一种补偿。比较后可以认为，该观点跟本书结论如出一辙。

每组数据中都仅有一个独立成分表现出了持续任务相关特性，它们与参考函数的形状非常相似。CTR 曲线与标准血液动力学响应曲线非常相似。同时，它们也有一些不同之处，主要表现在 CTR 成分的时间特性在不同的控制－任务组块是不完全相同的。这种差异可能来源于被试在心理上和生理上的微弱变化等，表明被试的响应不是稳定的，而是存在一定的波动，TTR 成分在任务执行过程中的部分时段与实验设计参考函数锁定。有些 CTR 成分在一个或者几个任务组块的开始阶段，尤其是刚开始的那几个组块，与参考函数有明显的锁定，因此分析认为对应的暂态任务相关区域与任务执行策略的改变、被试注意力的变化或者被试的学习及适应性有关。这与本书提出的"大部分的目标源信号会集中在某一个或少数成分里"的结论是一致的。

4.4　同个体、同条件的不同被动 fMRI 实验

前文已证实，踝关节背屈的被动与主动运动时的激活区在激活数量、位置和程度上均相似，即被动运动的激活模式几乎等同于主动运动时的脑激活模式，故可作为对重度脑卒中患者功能成像研究的刺激手段。然而，被动运动的 fMRI 扫描过程中往往不可避免地受到运动以外多种综合因素的影响，从而造成结果的严重不稳定。

fMRI 噪声可以分为神经性和非神经性噪声：神经性噪声是指未被解释变量

建模的神经活动;非神经性噪声是指生理噪声和系统噪声。目前,针对非神经性噪声的研究已有很多,而神经性噪声却罕见报道。一些研究结果显示,神经性噪声是对 fMRI 影响比较大的噪声,不应该被忽视。受试者在进行 fMRI 数据采集之前,往往被告知尽可能地不要想与实验无关的事情,但实际上,做到这一点很难。因为,受试者在进行被动运动的过程中,大脑的思维或情绪难以控制。这必然会影响到实验结果的准确性。

基于模型驱动的 fMRI 数据分析方法(如 GLM),由于无法对噪声完全建模而很难单独解决这类问题[196]。实验结果显示,同一受试者在相同实验环境(设备、参数、实验任务等)下进行两次被动运动实验,应用 GLM 方法所得结果有很大差异。这些差异是由什么原因造成的?由于受试者和实验环境相同,那么将排除包括呼吸和心跳在内的生理噪声。系统热噪声会通过 SPM 的高斯滤波和空间平滑等预处理消除掉[197]。因此,我们认为存在的差异是由神经性噪声引起。另外,前人的研究结果表明,被动踝关节背屈运动的激活区主要分布在对侧初级躯体感觉皮层(SⅠ,BA 1 2 3,中央后回,旁中央小叶的后部分)、初级躯体运动皮层(MⅠ,BA 4,中央前回,旁中央小叶的前部分)、辅助运动区(SMA,BA 6,额内侧回)、体感联合区(BA 5 7)以及双侧次级躯体感觉区(SⅡ,BA 40,顶下小叶)[198]。而 GLM 结果中却多次出现了与智力和精神活动密切相关的脑区(如 BA9 10)。这说明与神经活动有关的噪声(如思维和紧张情绪等)确实存在,消除 fMRI 数据的神经性噪声是一项具有挑战性的工作。GLM 不能够有效分离出被动运动时大脑的思维和情绪等因素造成的影响,因此,需要借助独立成分分析结合 GLM 来解决这类问题。

4.4.1 材料

健康男性右利手志愿者 3 例,25—28 岁。无神经、精神损伤史,受试前 24 小时未做腿部剧烈运动,身体无任何不适感。所有受试者已签署《知情同意书》。

4.4.2 功能图像的采集

实验采用清华大学生物医学影像研究中心 Philips 3T 超导型磁共振成像系统。EPI 序列,TR:3000 ms,TE:30 ms,矩阵:80×80×47,Flip:90°,FOV:230 mm,Voxel size:2.8×2.8×3。实验采用 block 设计,任务为右侧踝关节背屈运动,背屈运动角度10°,频率0.3~0.4 Hz。先休息30 s,然后运动30 s,再休息,反复4个周期。受试者做被动运动由专业辅助人员协助完成。

4.4.3　数据处理

数据首先应用 SPM 8 软件进行头动校正、空间标准化及空间平滑等预处理。之后进行 svd 分解并降维（保留 80% 的累积贡献率），得到 k 维混合空间分量和 k 维混合时间分量，接着应用本书提出的 stICA 方法对其进行成分分离。当 stICA 算法达到收敛终止条件后，计算 $S = \hat{U} W_S^{\mathrm{T}}$，$T = \hat{V} W_T^{\mathrm{T}}$。其中，$S$ 的各列向量为 k 个独立空间图像；T 的各列向量为相应的 k 个独立时间序列。接下来，对 T 中各独立成分进行分类。将 T 中的每一列与参考函数 $f(t)$（如图 4.1）做相关分析，求相关系数，统计所有相关系数值并生成概率密度直方图，通过直方图来选择合适的阈值。图 4.6 所示为某一组数据相关系数的概率密度分布。

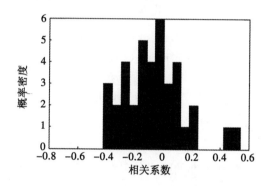

图 4.6　相关系数的概率密度

Fig. 4.6　Probability density of the correlation coefficient

从图 4.6 中可以看出，大部分成分的相关系数为 $[-0.4, 0.4]$，少部分在 0.4 以外。如何选择阈值 R_{TRC} 是一个值得斟酌的问题：R_{TRC} 太小起不到提取任务相关成分的目的；太大则会丢失部分任务相关成分，造成结果不准确。但总的来说，R_{TRC} 值的选择对最终结果产生的影响并不十分严重，具有较强的稳定性。我们可以从噪声源的角度来解决这个问题：构造并统计所有已知类型的噪声与参考函数的相关性。

模拟周期性噪声（呼吸 & 心跳）：成人呼吸频率平均 15～25 次/分钟，与参考信号的平均相似度为 0.1894。

由于采样频率过低，所以采样信号不能完整地反映生理信号全貌。如果呼吸频率稳定，那么以某采样频率执行离散采样，必定会出现 1～2 个与参考信号极其相似的低频周期信号，例如，若每分钟呼吸 21 次，每隔 3 秒采样一次，采样结果如图 4.7（a）所示，与参考信号相似度达 0.6667。除此之外，相似度普遍都在 0.2 以下［图 4.7（b）］。成人心跳频率 70～80 次/分钟，与参考信号的平均相似度为 0.1363。

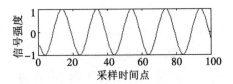

(a)每隔 3 秒采样一次的采样结果

(a)Sampling results every 3 seconds

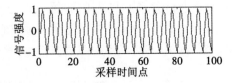

(b)参考信号

(b)Reference Signal

图 4.7　模拟呼吸噪声

Fig. 4.7　Simulate breathe noise

与呼吸一样,当心跳频率稳定时,也必定会出现与参考信号极其相似的周期信号,如图 4.8(b)所示为心跳频率为 79 次/分钟时的采样结果,与参考信号相似度高达 -0.9028,其他周期的呼吸信号相似度一般低于 0.1。对系统噪声模拟 100 次,平均相关性为 0.0142,最高为 0.2514。对头动噪声模拟时,缓慢头动的相关性为 -0.2405,如图 4.9 所示;突然头动的相关性为 -0.2914,如图 4.10 所示。

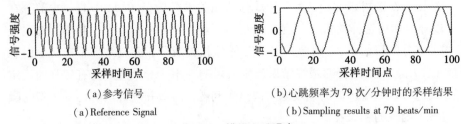

(a)参考信号　　　　　　　　　(b)心跳频率为 79 次/分钟时的采样结果

(a)Reference Signal　　　　　　(b)Sampling results at 79 beats/min

图 4.8　模拟心跳噪声

Fig. 4.8　Simulate heartbeat noise

总结发现,只要 R_{TRC} 在 0.3 ~ 0.4 选择即可以满足需求。从图 4.6 中可以看出,大部分成分的相关系数为[-0.4, 0.4],因此本书选择相关系数大于 0.4 的成分作为任务相关成分序列。将所有大于该阈值的时间成分 T_{TRC} 与其对应的空间成分 S_{TRC} 代入 $\hat{X} = SAT^T$,得到任务相关成分 $\hat{X}_{TRC} = S_{TRC}\Lambda T_{TRC}^T$,$\hat{X}_{TRC}(m, n)$ 与原始 fMRI 数据 X 具有相同的尺寸(m, n)。$\hat{X}_{TRC}$ 的每行表示某一体素点的

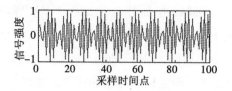

图 4.9　缓慢头动 $R = -0.2405$

Fig. 4.9　Slow head movements $R = -0.2405$

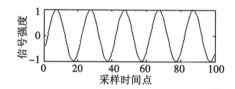

图 4.10　突然头动 $R = -0.2914$

Fig. 4.10　Sudden head movements $R = -0.2914$

时间序列，每一列表示某一时间点的空间图像。给定设计矩阵 $T(n, l)$，l 是 GLM 的时间域解释变量的数量，噪声未被建模的单任务情况下，解释变量个数为 2。$T(n, l)$ 的第一列就是参考函数 $f(t)$。GLM 模型表示为

$$\widehat{X}_{TRC} = S\, T^{\mathrm{T}} + e \tag{4-12}$$

其中，S 是一个尺寸为 (m, l) 的矩阵。e 是误差项。S 的估计值 $\widehat{S}$ 可由最小二乘法估计得出，有 $\widehat{S} = XT(T^{\mathrm{T}}T)^{-1}$。$\widehat{S}$ 的第一列就是我们所求的结果——与任务相关的统计参数图 SPM。最后应用 t-检验提取统计参数图中具有显著性的激活区（$P < 0.001$，激活簇体积 20）。

4.4.4　结果

图 4.11 所示为 3 名受试者的处理结果。显示方式为玻璃脑显示（白色部分为透明的大脑轮廓，黑色部分为激活区），每三幅图为一组数据结果，从左至右分别为矢状面（左侧为后脑枕叶，右侧为前脑额叶）、冠状面（左侧为左脑，右侧为右脑）以及横截面（左侧为后脑枕叶，右侧为前脑额叶，上方为左脑，下方为右脑）。玻璃脑显示方式能够较完整地观察全脑的激活状况，在脑功能成像中应用广泛。图 4.11 中左侧显示单独使用 GLM 的处理结果，右侧显示经 stICA 提取后的处理结果。每名受试者分别进行两组实验，a 和 b 分别表示两组实验的结果。从各受试者的 a，b 两组结果中可以看出，GLM 方法所得结果差异大，差异主要分布在额叶及颞叶。stICA-GLM 方法所得结果非常相似，激活区主要

集中在对侧 SⅠ，MⅠ，SMA，楔前叶(precuneus，BA 7)以及双侧 SⅡ。其中，下肢的躯体运动区位于中央前回靠近大脑两半球之间的裂缝比较窄的区域；下肢的躯体感觉区位于中央后回，同样靠近大脑两半球之间的裂缝，但由于被动运动受辅助人员碰触影响，激活区相对宽一些。最终产生的激活模式如图 4.11 中最右边一列所示的形如"J"状的激活图像。图 4.12 为每组激活图所对应的峰值点时间序列。

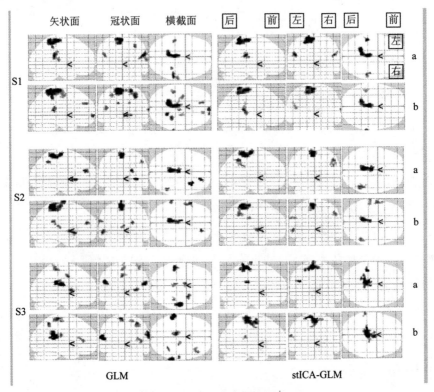

图 4.11 3 名受试者的处理结果

3 名健康受试者(S1，S2，S3)在相同的实验环境下分别执行 a 和 b 两次被动踝关节背屈运动，使用 GLM 和 stICA-GLM 方法提取的激活区对比。每组激活图所显示的是玻璃脑(透明的整个大脑)的矢状面、冠状面以及横截面。

Fig. 4. 11 Treatment results of 3 subjects

Three subjects(S1, S2, S3), each performed passive ankle dorsiflexion movement twice(a and b)under the same experimental conditions, respectively using GLM and stICA-GLM method to extract the active region, compare the results. Each activation maps shows sagittal, coronal and transverse section of the Glass Brain(a transparent whole brain).

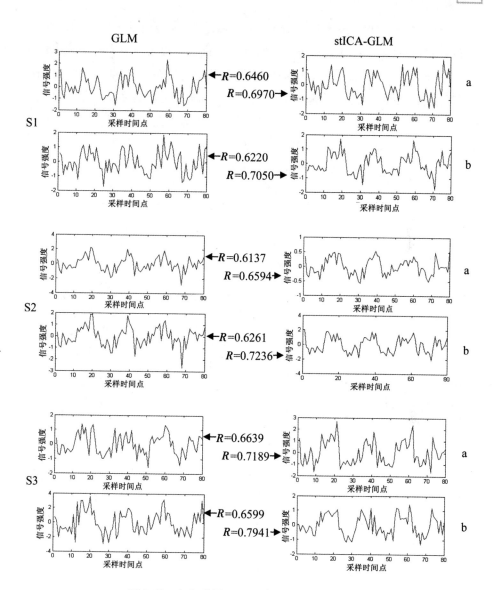

图 4.12　每组激活图所对应的峰值点时间序列

注：曲线横坐标为采样时间点，纵坐标为信号强度，R 值表示各时间序列与参考函数的相关系数。

Fig. 4.12　Corresponding peak point time series to each activation maps

Curve abscissa is sampling time point, vertical axis is signal strength. R-value represents the correlation coefficient between each time series and reference functions.

　　Bruce H 对 12 名健康受试者进行踝关节背屈运动试验，发现主要激活区在对侧 SⅠ，MⅠ，SMA 和双侧 SⅡ。被动运动在 SⅠ，MⅠ，SMA 区域激活幅度相对主动运动小一些,在SⅡ会大一些。并且强调:踝关节背屈运动的峰值点在大脑中线附近偏后位置。Blatow提出负责下肢运动的躯体运动皮层大多位于大脑两半球之间的裂缝附近的中央前回和头盖中央部分[199]。Jonathan也提出背屈运动的激活区主要为对侧SⅠ,MⅠ,SMA,而且它们的激活体积相比其他激活区占据着绝对优势,T值(t-检验统计量)也远高于其他激活区[200]。类似的结论还出现在文献[201]~[203]中。stICA-GLM方法所得结果(如图4.11)与前人结果和运动感觉区脑功能分布的小矮人模型(如图4.13)相对一致。

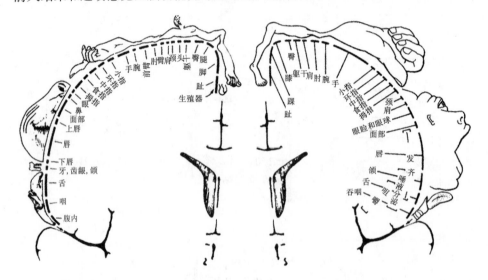

图4.13　运动感觉区脑功能分布的小矮人模型

Fig. 4.13　Homunculus model of motor and sensory areas distribution of brain function

从图4.12中可看出,stICA-GLM方法所得峰值点的相关系数均有不同程度的提升。GLM方法所得相关系数平均值为0.6386,而stICA方法为0.7163,提升了0.0777。说明stICA-GLM结果的时间序列更符合实验设计,进一步证明了stICA-GLM算法提取激活区的准确性与可靠性。

单独使用GLM处理,(a)组激活区为双侧顶下小叶、中央后回、脑岛,右侧颞上回、颞横回,左侧旁中央小叶、额内侧回和楔前叶;(b)组激活区为双侧额内侧回、额中回、额上回、顶下小叶、中央前回、旁中央小叶、中央后回,右侧楔前叶、顶上小叶,左侧颞上回。

表4.1中两组数据中相似的激活区:双侧SⅠ,SⅡ;左侧MⅠ,SMA,楔前叶,脑岛(BA 13);右侧颞上回(BA 42)。

表 4.1　受试者 1 GLM 处理结果

Tab. 4.1　The GLM processing results table for subject 1

Brain regions	MNI coordinates (x, y, z)			BA	L/R	voxels	T values
Data(a)							
顶下小叶/颞上回/颞横回/脑岛	55.6	-33.6	24	40/41/42/13	R	123	7.4597
顶下小叶/脑岛	-48	-28	27	40/13	L	31	5.7176
中央后回	33.2	-36.4	48	3	R	23	5.8378
中央后回/旁中央小叶/中央前回/楔前叶	-6	-25.2	66	3/4/5/6/7	L	226	8.101
Data(b)							
额上回	8	67.2	-3	10	R	44	6.6963
颞上回	69.6	-36.4	12	22/42	R	20	6.9088
颞上回/顶下小叶/脑岛	-42.4	-33.6	18	41/40/13	L	48	5.9875
额上回	-14.4	47.6	30	9	L	23	6.3961
额上回	19.2	47.6	33	9	R	20	5.4056
中央后回/顶下小叶/中央前回	33.2	-39.2	48	3/40/4	R	84	6.959
额中回/中央前回	-28.4	-8.4	54	6	L	42	5.7883
中央后回/旁中央小叶/中央前回/中央前回/楔前叶	-14.4	-47.6	66	3/4/5/6/7	L	442	9.1636
额中回/中央前回	22	-14	57	6	R	26	5.6498
中央后回/顶上小叶/楔前叶/旁中央小叶	22	-50.4	63	5/7	R	57	7.5485

差异激活区：双侧额上回和额中回（BA 9 10），中央前回；左侧颞上回（BA 41）；右侧颞上回（BA 22）等。其中，BA 9 和 BA 10 是与精神活动有关的区域，BA9，BA10，BA11 共同构成前额叶皮层，执行认知功能，思维和知觉的所有方面，还负责信息的记忆和回忆，解决问题以及情绪[204]。BA 13 的功能是处理收敛信息产生的一种感官经验（如厌恶、不安的感觉），与情感相关[205]；它也参与血压的控制，特别是在运动过程中或运动后[206]。BA 22：大脑左侧的这个区域有助于对个别词的产生和理解，大脑右侧的这个区域有助于辨别音高和音强，两侧的 BA 22 对旋律和韵律的感知均是不可或缺的。研究者认为该区域在处理语言文字时比较活跃，是视觉语言区，负责语言理解[207]。BA 41，42 是听觉皮层[208]。

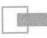

经过 stICA 处理后，(a)组激活区为双侧顶下小叶、中央后回、脑岛、颞上回、左侧旁中央小叶、额内侧回、楔前叶、顶上小叶，右侧颞横回；(b)组激活区为双侧顶下小叶、中央后回，左侧颞上回、脑岛、旁中央小叶、顶上小叶、额内侧回、楔前叶、中央前回。

表4.2 中两组数据中相似的激活区：左侧 SⅡ(顶下小叶，BA 40)，SⅠ(中央后回，BA 1 2 3)，MⅠ(旁中央小叶，BA 4)，SMA(中央前回，BA 6)，楔前叶(BA 7)。

差异激活区：右侧 SⅡ 和颞上回(BA 42)。消除了 BA 9 10，BA 13，BA 22，BA 41 和部分 BA 42。

表4.2 受试者1 stICA-GLM 处理结果

Tab. 4.2 The stICA-GLM processing results table for subject 1

Brain regions	MNI coordinates (x, y, z)			BA	L/R	voxels	T values
Data(a)							
顶下小叶	−48	−28	27	40	L	32	7. 2092
顶下小叶	52.8	−30.8	24	40	R	23	6. 9597
中央后回/旁中央小叶/顶上小叶/中央前回/楔前叶	−8.8	44.8	63	3/4/5/6/7	L	223	8. 8705
Data(b)							
顶下小叶	−45.2	−33.6	18	40	L	34	6. 0759
颞上回	65.6	−36.4	15	42	R	20	6. 8023
中央后回/旁中央小叶/中央前回/顶上小叶/中央前回/楔前叶/	−3.2	−28	66	3/4/5/6/7	L	300	9. 0257

表4.3 中两组数据中相似的激活区：左侧 SⅠ，MⅠ，SMA；右侧 BA 10。

差异激活区：双侧 SⅡ；左侧颞上回，楔前叶；右侧脑岛，额下回(BA 47)；BA 47 用于处理语言中的语法。

表4.3 受试者2 GLM 处理结果

Tab. 4.3 The GLM processing results table for subject 2

Brain regions	MNI coordinates (x, y, z)			BA	L/R	voxels	T values
Data(a)							
脑岛/额下回	38.8	16.8	0	13/47	R	32	7. 0717
额上回/中央前回	22	44.8	21	10	R	31	6. 791
顶下小叶	47.2	−47.6	48	40	R	21	6. 3809

续表 4.3

Brain regions	MNI coordinates (x, y, z)			BA	L/R	voxels	T values
中央后回/旁中央小叶/中央前回/ 中央前回/	-6	-39.2	63	3/4/5/6	L	194	7.2607
Data(b)							
颞上回	-59.2	16.8	-6	42	L	69	7.332
顶下小叶	-67.6	-36.4	27	40	L	35	6.7913
额上回	22	44.8	21	10	R	24	7.1359
中央后回/旁中央小叶/中央前回/ 中央前回/额上回/楔前叶	-6	-39.2	63	3/4/5/6/7	L	283	8.4503

表 4.4 中两组数据中相似的激活区：左侧 SⅠ，MⅠ，SMA；右侧 SⅡ。

差异激活区：左侧 SⅡ，颞上回，楔前叶；消除了 BA 10，BA 13，BA 47。

表 4.4　受试者 2 stICA-GLM 处理结果

Tab. 4.4　The stICA-GLM processing results table for subject 2

Brain regions	MNI coordinates (x, y, z)			BA	L/R	voxels	T values
Data(a)							
顶下小叶	47.2	-47.6	48	40	R	76	7.1947
中央后回/旁中央小叶/中央前回/ 中央前回/	-6	-39.2	63	3/4/5/6	L	240	8.0572
Data(b)							
颞上回	-56	-2	0	42	L	56	7.5038
顶下小叶	-64.8	-22.4	30	40	L	37	6.9359
顶下小叶	52.8	-50.4	39	40	R	56	7.313
中央后回/旁中央小叶/中央前回/ 中央前回/楔前叶	-6	-42	66	3/4/5/6/7	L	214	10.4539

表 4.5 中两组数据中相似的激活区：双侧 S II；左侧 M I，SMA。

差异激活区：双侧 S I；左侧扣带回和边缘叶（BA 24）；右侧脑岛，楔前叶，颞上回和额下回（BA 44，45）。BA 24 大脑扣带皮质区域边缘系统的一小部分，与杏仁核、眶额皮层和海马相连接。它具有各种各样的自主功能（如调节血压和心率）、理性的认知功能（如奖励期待、决策、换位思考、冲动控制等[209]），以及参与情绪系统[210]。BA 44，45 是运动语言中枢（又称 Broca 区），功能是执行语义任务和文字的产生[211]。

表 4.5 受试者 3 GLM 处理结果

Tab. 4.5 The GLM processing results table for subject 3

Brain regions	MNI coordinates (x, y, z)			BA	L/R	voxels	T values
Data(a)							
脑岛	33	3	9	13	R	43	6.0704
中央后回/顶下小叶	54	−18	24	3/40	R	100	7.167
顶下小叶	−51	−33	30	40	L	70	7.7693
扣带回/边缘叶/中央前回	−6	−3	45	24/6	L	32	6.2133
中央后回	39	−36	66	2/3	R	28	5.5779
旁中央小叶/中央后回/中央前回	−6	−33	63	4/5/6	L	42	5.7719
Data(b)							
额下回	44.4	36.4	6	44/45	R	35	5.1175
颞上回/顶下小叶/脑岛	−62	−33.6	21	42/40/13	L	114	7.6071
顶下小叶/颞上回	64	−42	24	40/22	R	84	6.9691
顶下小叶/楔前叶	33.2	−53.2	57	40/7	R	26	5.5942
中央后回/旁中央小叶/中央前回/中央前回	−8.8	−28	69	3/4/6	L	54	6.0306

表 4.6 中两组数据相似的激活区：左侧 M I，S I，S II，SMA，楔前叶。消除了 BA 44 45，BA 13，BA 22，BA 24。M I，S I，SMA 得到明显增加。

表 4.6　受试者 3 stICA-GLM 处理结果

Tab. 4.6　The stICA-GLM processing results table for subject 3

Brain regions	MNI coordinates (x, y, z)			BA	L/R	voxels	T values
Data(a)							
顶下小叶	−39	−30	27	40	L	24	6.8322
中央后回/旁中央小叶/中央前回/中央前回/楔前叶/顶下小叶	−9	−36	66	3/4/5/6/7/40	L	266	7.9628
Data(b)							
顶下小叶	−62	−33.6	21	40	L	29	7.2521
中央后回/旁中央小叶/中央前回/中央前回/楔前叶	−20	−28	69	3/4/5/6/7	L	363	8.3151

4.4.5　讨论

GLM 是 fMRI 数据处理中最常用的模型驱动方法,能够通过数学建模、参数估计和假设检验的方法,将具有时间序列的 fMRI 数据表示成反应激活显著性的统计参数图。由于 BOLD 信号强度变化较小(3%~5%),而 fMRI 数据扫描过程干扰很大(干扰不能建模),任务相关的信号特征被诸多噪声所掩盖,在统计参数图中失去了显著性,因此不易被检出。也有些结构性噪声(如生理噪声)具有较强的自相关性,在假设检验中显示出了较高的显著性,被当作任务信号检验出来。前者属于假阴性错误,后者属于假阳性错误。这两种错误使实验结果存在着较大的个体差异。然而,我们发现,个体差异不仅仅是由受试者不同引起的。实验研究结果表明,同一受试者在相同的实验环境下,连续执行两次被动踝关节背屈运动实验,其激活区表现出了很大的差异。这说明,进行被动任务实验时,除了受到人们熟悉的呼吸、心跳和设备噪声等方面的干扰外,还受到其他鲜为人知的因素干扰,即神经性噪声。受试者本人也曾反映,在被动运动任务的 fMRI 扫描期间,思维难以控制,想了许多不相关的事情,这正是影响到实验结果不准确的重要原因之一。

以往的实验研究多以大量数据为样本,平均掉了神经性噪声,当对个体样本进行研究时,神经性噪声便成为了重要的干扰因素。因此,为了获得更准确的结果,必须想办法将其消除。本书的 stICA-GLM 方法便是有效的神经性噪声消除方法。

通过总结前人的研究结果，我们发现，健康受试者被动踝关节背屈运动的激活区主要分布在对侧 S I，M I，SMA 和双侧 S II。单独使用 GLM 处理本书数据所得的结果，不但与前人结果有很大差异，并且，相同受试者的两组数据间也存在很大差异。受试者 1 的差异主要包括：与神经活动有关的 BA 9，10 区，与情感相关的 BA 13，视觉语言区 BA 22 和一些听觉皮层（BA 41 42）。受试者 2 出现处理语法功能的 BA 47 区。受试者 3 出现执行语义任务和文字的产生的 Broca 区（BA 44 45）。以上这些区域与踝关节背屈运动无关，它们是个体差异的主要贡献者，在群体结果上没有统计意义。由于一些 fMRI 的临床应用（如脑卒中后康复、颅脑手术前功能区定位等）多数是针对个体病例的治疗，那么，以大量样本数据为依据的 fMRI 研究必然受到限制。因此，对个体数据的探测分析显得尤为重要且意义深远。stICA-GLM 方法能处理掉几乎全部的与思维和情绪有关的干扰和大部分声音干扰。三组受试者的 stICA-GLM 结果均显示出了高度的相似性。实验结果证明，stICA 能够有效地消除被动运动期间综合因素的影响。

丧失运动功能的重度脑卒中患者初期无法完成主动运动，因此被动运动成为探索重度脑卒中患者功能康复机制的重要手段。然而神经性噪声是被动运动中不可避免的影响因素，造成严重的个体差异，而且掩盖了真实信号，影响结果的准确性。本书提出的 stICA-GLM 方法能够有效地去除神经性噪声的干扰，所得激活区分布更准确；激活信号强度更符合生理意义；时间序列与参考函数的相关系数更高。证明该算法准确、有效，可以为个体化的临床应用提供更准确的辅助诊断作用。

4.5　本章小结

本章重点介绍了一般线性模型（GLM）和时空独立成分分析（stICA）两种模型，深入分析了两种模型各自的优势与不足，讨论了两种模型的共性和差别，发现了两种模型相互结合的方法，进而提出 stICA-GLM 联合算法。通过仿真数据，细致地讨论了该算法的工作原理和流程，并证明，新的联合算法具有更高的准确性。

在被动任务的 fMRI 实验中，我们发现这样一个现象：同一受试者在同一受试环境下连续两次执行被动运动，其 GLM 结果具有很大差别。通过对噪声源的分析发现，该差别主要由神经性噪声引起，一般的除噪方法很难将其去除。我们将 stICA-GLM 联合算法应用于对神经性噪声影响的消除，结果取得了很大的成功，stICA-GLM 方法能处理掉几乎全部的与思维和情绪有关的干扰和大部分声音干扰，证明该算法准确、有效，可以为个体化的临床应用提供更准确的辅助诊断作用。该算法的成功应用是对 fMRI 数据处理的一次较重大的突破。

第 5 章　Fast-stICA-GLM 算法对不同个体下肢激活状况的研究

5.1　引言

由于 fMRI 数据量庞大，基于梯度算法的收敛方式很难满足 fMRI 数据处理的速度要求。Fixed-point 算法采用牛顿迭代，按立方收敛，比按线性收敛的梯度算法收敛速度更快，故又称为"快速 ICA 算法(FastICA)"。Fast 算法采用整体信号迭代方式，避免了时空信号长度不相等所造成的问题，而且无须设置步长，算法简单易用。本章首先介绍了基于固定点算法的时空独立成分分析算法流程，接着从准确性和稳定性角度对比了 Infomax-stICA-GLM 和 Fast-stICA-GLM 两种方法的性能，发现两种方法在准确性上都优于 GLM，Fast-stICA-GLM 算法在空间和时间分离精度上略高于 Infomax-stICA-GLM 6%，稳定性上两种方法无显著性差异。在实验部分，增加了受试者例数，探讨经过 Fast-stICA-GLM 算法充分除噪后，不同个体之间的被动运动激活状况是否趋近相似(即是否存在一个较为固定的激活模式)。

5.2　Fast-stICA-GLM 算法

5.2.1　FastICA 算法

基于负熵的 FastICA 算法目标函数近似地表示为

$$J_G(\boldsymbol{w}_i) = (E\{G(\boldsymbol{w}_i^{\mathrm{T}}\boldsymbol{x})\} - E\{G(v)\})^2 \qquad (5-1)$$

其中，$G(\cdot)$ 为任意的非二次函数。$J_G(\boldsymbol{w})$ 的极大值通过寻找 $E\{G(\boldsymbol{w}^{\mathrm{T}}\boldsymbol{x})\}$ 的最优值得到。按照 Kuhn-Tucker 条件，在约束 $E\{(\boldsymbol{w}^{\mathrm{T}}\boldsymbol{x})^2\} = \|\boldsymbol{w}\|^2 = 1$ 条件下，

$E\{G(\boldsymbol{w}^{\mathrm{T}}\boldsymbol{x})\}$ 的最优值在点

$$E\{\boldsymbol{x}G(\boldsymbol{w}^{\mathrm{T}}x)\} - \beta\boldsymbol{w} = 0 \qquad (5-2)$$

处。其中，$\beta = E\{\boldsymbol{w}_0^{\mathrm{T}}\boldsymbol{x}G(\boldsymbol{w}_0^{\mathrm{T}}\boldsymbol{x})\}$，$\boldsymbol{w}_0$ 是优化点的 $\boldsymbol{w}$ 值。采用牛顿迭代法求解方程 $(5-2)$，得

$$\boldsymbol{w}^+ = \boldsymbol{w} - (E\{\boldsymbol{x}G(\boldsymbol{w}^{\mathrm{T}}\boldsymbol{x})\} - \beta\boldsymbol{w})/(E\{G'(\boldsymbol{w}^{\mathrm{T}}\boldsymbol{x})\} - \beta)$$
$$\boldsymbol{w}^* = \boldsymbol{w}^+ / \|\boldsymbol{w}^+\| \qquad (5-3)$$

其中，$\boldsymbol{w}^*$ 是迭代后的新 $\boldsymbol{w}$ 值。式 $(5-3)$ 可进一步化简为

$$\boldsymbol{w}^+ = E\{\boldsymbol{x}G(\boldsymbol{w}^{\mathrm{T}}\boldsymbol{x})\} - E\{G'(\boldsymbol{w}^{\mathrm{T}}\boldsymbol{x})\}\boldsymbol{w}$$
$$\boldsymbol{w}^* = \boldsymbol{w}^+ / \|\boldsymbol{w}^+\| \qquad (5-4)$$

5.2.2　Fast-stICA 算法

将数据 $\boldsymbol{X}$ 进行奇异值分解。

$$\boldsymbol{X} = \boldsymbol{U}\boldsymbol{D}\boldsymbol{V}^{\mathrm{T}} \qquad (5-5)$$

其中，$\boldsymbol{U} = [\boldsymbol{u}_1, \cdots, \boldsymbol{u}_m] \in \boldsymbol{R}^{m\times m}$，$\boldsymbol{V} = [\boldsymbol{v}_1, \cdots, \boldsymbol{v}_n] \in \boldsymbol{R}^{n\times n}$，$\boldsymbol{D} = \mathrm{diag}(\sigma_1, \sigma_2, \cdots, \sigma_n)$。

$\boldsymbol{D}$ 为 $n\times n$ 奇异阵，$\sigma_1 \geqslant \sigma_2 \geqslant \cdots \geqslant \sigma_n \geqslant 0$ 是矩阵 $\boldsymbol{X}$ 的奇异值。通过保留累积贡献率，来降低奇异阵 $\boldsymbol{D}$ 的秩。保留累积贡献率 80% 的奇异值，其余赋值为 0，将主成分个数降低至 30 个左右，此时，$\widehat{\boldsymbol{D}} \approx \boldsymbol{D}$ 仍为 $n\times n$，其秩为 k。有 $\boldsymbol{X} \approx \widehat{\boldsymbol{X}} = \boldsymbol{U}\widehat{\boldsymbol{D}}\boldsymbol{V}^{\mathrm{T}}$。

$\widehat{\boldsymbol{D}} = \boldsymbol{D}^{\frac{1}{2}}(\boldsymbol{D}^{\frac{1}{2}})^{\mathrm{T}}$，$\widehat{\boldsymbol{X}} = \boldsymbol{U}\boldsymbol{D}^{\frac{1}{2}}(\boldsymbol{D}^{\frac{1}{2}})^{\mathrm{T}}\boldsymbol{V}^{\mathrm{T}}$，令 $\widehat{\boldsymbol{U}} = \boldsymbol{U}\boldsymbol{D}^{\frac{1}{2}}$，$\widehat{\boldsymbol{V}} = \boldsymbol{V}\boldsymbol{D}^{\frac{1}{2}}$。得

$$\boldsymbol{X} \approx \widehat{\boldsymbol{X}} = \widehat{\boldsymbol{U}}\widehat{\boldsymbol{V}}^{\mathrm{T}} \qquad (5-6)$$

其中，$\widehat{\boldsymbol{U}}$ 为 $m\times k$，$\widehat{\boldsymbol{V}}$ 为 $n\times k$。这样，观测矩阵 $\boldsymbol{X}$ 便被分解为 k 维的空间分量和 k 维的时间分量。$\widehat{\boldsymbol{U}}$ 中的每个特征图像是 k 个空间独立图像 $\boldsymbol{S}$ 的线性组合。$\widehat{\boldsymbol{V}}$ 中的每个特征序列是 k 个时间独立序列 $\boldsymbol{T}$ 的线性组合。

$$\widehat{\boldsymbol{X}} = \boldsymbol{S}\boldsymbol{\Lambda}\boldsymbol{T}^{\mathrm{T}} \qquad (5-7)$$

其中，$\boldsymbol{S}$ 是 $m\times k$ 矩阵，$\boldsymbol{T}$ 是 $n\times k$ 矩阵。$\boldsymbol{\Lambda}$ 是对角缩放矩阵。$\boldsymbol{\Lambda}$ 要确保 $\boldsymbol{S}$ 和 $\boldsymbol{T}$ 各自的累积概率密度函数有合适的振幅。如果 $\widehat{\boldsymbol{X}} = \widehat{\boldsymbol{U}}\widehat{\boldsymbol{V}}^{\mathrm{T}}$ 成立，那么存在两个 $k\times k$ 的解混矩阵 $\boldsymbol{w}_s$ 和 $\boldsymbol{w}_t$，使 $\boldsymbol{S} = \widehat{\boldsymbol{U}}\boldsymbol{w}_s$ 和 $\boldsymbol{T} = \widehat{\boldsymbol{V}}\boldsymbol{w}_t$。

$$\widehat{\boldsymbol{X}} = \boldsymbol{S}\boldsymbol{\Lambda}\boldsymbol{T}^{\mathrm{T}} = \widehat{\boldsymbol{U}}\boldsymbol{w}_s\boldsymbol{\Lambda}(\widehat{\boldsymbol{V}}\boldsymbol{w}_t)^{\mathrm{T}}$$
$$= \widehat{\boldsymbol{U}}\boldsymbol{w}_s\boldsymbol{\Lambda}\boldsymbol{w}_t^{\mathrm{T}}\widehat{\boldsymbol{V}}^{\mathrm{T}} = \widehat{\boldsymbol{U}}\widehat{\boldsymbol{V}}^{\mathrm{T}} \qquad (5-8)$$

由此得出: $w_s \Lambda w_t^{\mathrm{T}} = I$, $w_t = (w_s^{-1})^{\mathrm{T}} (\Lambda^{-1})^{\mathrm{T}}$。由于 w_s 在迭代前经过正交化,因此 $(w_s^{-1})^{\mathrm{T}} = w_s$, $w_t = w_s (\Lambda^{-1})^{\mathrm{T}}$。采用固定点算法,或称 FastICA,解混矩阵 w_s 和 w_t 可以通过最大化一个功能函数 $J_G(w_{si}, w_{ti})$ 找到。

$$
\begin{aligned}
J_G(w_{si}, w_{ti}) = &\alpha(E\{G(w_{si}^{\mathrm{T}} x_s)\} - E\{G(v)\})^2 + \\
&(1 - \alpha)(E\{G(w_{ti}^{\mathrm{T}} x_t)\} - E\{G(v)\})^2
\end{aligned}
\tag{5-9}
$$

其中,α 是权重因子,α 的取值会影响算法在空间域和时间域的倾向性:对第3章中提出的仿真数据研究发现,当 α 值在 $0 \sim 1$ 取值时,所得结果与源信号做相关性分析,结果如图 5.1 所示。

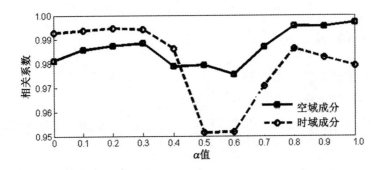

(a)空间分量(实线)和时间分量(虚线)各自的相关系数

(a)Space component(solid line)and temporal components(dotted line)respective correlation coefficient

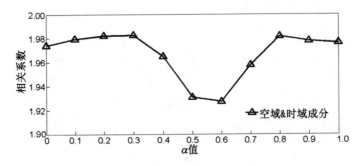

(b)总相关系数

(b)The overall correlation coefficient

图 5.1　α 从 $0 \sim 1$ 时仿真结果与源信号间的相关系数

Fig. 5.1　The correlation coefficient of the simulation result and the source signal when the value of α between $0 \sim 1$

从图 5.1 中可以看出,当 α 取 0 时,时域成分值高于空域成分;当 α 取 1

时，空域成分值高于时域成分；当 α 取 0.3 和 0.8 时，时空两个领域总的相关系数值达到最高。由于对 fMRI 数据的处理更注重空间准确性，因此，在接下来的数据处理中，令 α 取 0.8，使用牛顿迭代。在约束 $E\{(w^{\mathrm{T}}x)^2\} = \|w\|^2 = 1$ 条件下，$J_G(w_{si}, w_{ti})$ 的极大值点在

$$E\{x_s G(w_s^{\mathrm{T}} x_s)\} - \beta_s w_s = E\{x_t G(w_t^{\mathrm{T}} x_t)\} - \beta_t w_t = 0 \qquad (5-10)$$

处。求解方程

$$w_s^+ = E\{x_s G(w_s^{\mathrm{T}} x_s)\} - E\{G'(w_s^{\mathrm{T}} x_s)\} w_s$$
$$\Delta w_s = w_s^+ - w_s$$
$$w_t^+ = E\{x_t G(w_t^{\mathrm{T}} x_t)\} - E\{G'(w_t^{\mathrm{T}} x_t)\} w_t \qquad (5-11)$$
$$\Delta w_t = w_t^+ - w_t$$
$$\Delta w = \alpha \cdot \Delta w_s + (1-\alpha) \cdot \Delta w_t$$

式（5-11）即为 Fast-stICA 算法的解混矩阵迭代公式。已经证明，在 $f(x)$ 满足一定条件下牛顿迭代法普遍都能收敛（例如：初始点足够接近解，且 $f'(x)$ 存在）。

由图 5.2 得到式（5-12）。

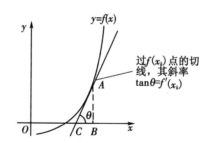

图 5.2　牛顿迭代几何表示

Fig. 5.2　Geometric representation of Newton iteration

$$x_{k-1} = x_k - \overline{BC} = x_k - \frac{\overline{AB}}{\tan\theta} = x_k - \frac{f(x_k)}{f'(x_k)} \qquad (5-12)$$

但是，stICA 算法要求两个领域同时收敛，并在两个收敛点之间找到一个平衡。会造成 $|w^+ - w|$（迭代后和迭代前的解混矩阵）的值在误差 ε 附近振荡。为了解决这一问题，增强算法的稳定性，可以在 fastICA 算法中添加一个步长因子 μ，使 $\Delta w^* = \mu \cdot \Delta w$，这样 FastICA 算法便具有了阻尼牛顿法的性质。如所熟知，一般地，用阻尼牛顿法可以获得比用牛顿法更好的收敛性结果。本书 μ 取 0.1，实验结果表明，引入步长系数后，收敛性能更加稳定。加入收敛因子 μ

前、后的收敛情况如图 5.3 所示。

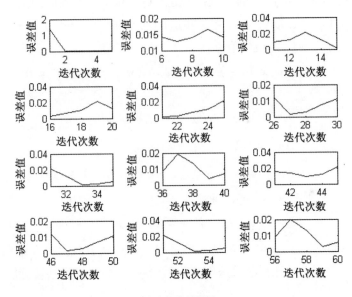

（a）未加收敛因子

（a）Not added convergence factor yet

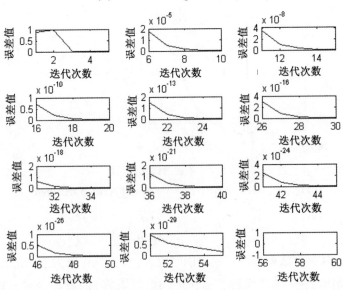

（b）加入收敛因子后

（b）After added convergence factor

图 5.3　Fast-stICA 收敛性分析

Fig. 5.3　Convergence analysis of Fast-stICA

本书 Fast-stICA 算法流程如下：

① 初始化解混矩阵 $\boldsymbol{w}_s$ 并正交化，$\boldsymbol{w}_t = \boldsymbol{w}_s (\boldsymbol{\Lambda}^{-1})^{\mathrm{T}}$。

② 均值化、白化 $\hat{\boldsymbol{U}}$ 和 $\hat{\boldsymbol{V}}$ 并转置，得到 $\boldsymbol{x}_s$ 和 $\boldsymbol{x}_t$。

③ 计算 $\boldsymbol{y}_s = \boldsymbol{w}_s^{\mathrm{T}} \boldsymbol{x}_s$，$\boldsymbol{y}_t = \boldsymbol{w}_t^{\mathrm{T}} \boldsymbol{x}_t$。

④ 应用负熵作为判据并选择非二次函数 $\boldsymbol{G}(y) = -e^{-\frac{y^2}{2}}$。

⑤ 采用牛顿迭代算法更新 Δw。

⑥ 判断收敛。

终止条件为：迭代前的 w 和迭代后的 w 误差小于 10^{-6} 时终止迭代。

5.3　Infomax-stICA 与 Fast-stICA 对比

信息极大化算法（Infomax 算法或 B-S 算法）和快速不动点算法（Fixed-Point 算法或 FastICA 算法）是目前用于 fMRI 数据处理的主要算法。首次将 ICA 用于 fMRI 信号处理中的 Mckeown 等使用 Infomax 算法进行 fMRI 信号分离。从此以后，Infomax 算法被广泛地应用于 fMRI 数据处理中：它被用来得到 fMRI 数据的初始特征以供进一步的研究；并且它被用来从数据中有效地移出激活，来研究各激活区域之间的功能联系[212]；Calhoun 等学者进行 fMRI 数据被试成组时的推断利用的是 Infomax 算法；Svensen 等学者做成组的 fMRI 数据的分析应用的也是 Infomax 算法[213]；Duann 等学者用 Infomax 算法来探测时间相关 fMRI 数据单个任务血流动力学相应变化[214]。对于 Fixed-Point 算法来说，Calhoun 等学者用它对 fMRI 数据做了空间和时间的独立成分分析，并且研究了当 sICA 和 tICA 得到的结果不同时，空间独立性和时间独立性假设的适应性和一般性。Suzuki 等学者将 Fixed-Point 算法用于独立成分交叉相关序列组块分析，并得到了理想的结果[215-216]。Esposito 等学者[217]比较了 Infomax 和 FastICA 两种算法在处理 fMRI 数据时的异同，研究结果表明这两种算法都能很好地处理 fMRI 数据，但是它们之间还是有区别的：Infomax 算法在对模型的群体估计和滤波能力上有优势；而如果以统计推断作为平均的基准，则 FastICA 算法的空间准确性和时间准确性要优于 Infomax 算法。

Infomax 算法和 FastICA 算法分别是应用两种不同的目标函数的优化方式，即自适应学习和批处理学习。Infomax 算法是一种基于自适应学习的优化算法，具有实时处理特点，滤波能力强，是一种真正意义上的神经网络算法。然而，

Infomax 采用的梯度算法收敛经常很缓慢,关键是依赖于学习率的选择;而且其分离精度也太过依赖解混矩阵的迭代次数。Infomax 的优势是,只需要一部分样本就能够估计出群体样本的分离矩阵,适合应用于语音信号的在线盲分离。FastICA 算法是一种基于批量学习的算法,由于需要重复使用各通道数据,因此所需要的存储空间比较大,但是最明显的优点是收敛速度比在线学习更快。而且,由于在每一步迭代中都有足够大的样本数据参与运算,因此分离精度更高。该优势在 fMRI 空间域的独立成分分离上尤为显著。FastICA 算法既能估计亚高斯独立成分,又能估计超高斯独立成分,时间和空间准确性较 Infomax 略高。

5.3.1 对比实验

实验材料为 2.4.2 节应用的 12 例健康右利手志愿者数据。应用 SPM 软件对所有受试者进行群体统计分析,$p < 0.005$,激活簇≥20。以群体统计分析结果作为参照标准来检验两种方法的空间准确性。以参考信号为参照标准检验两种方法的时间准确性。图 5.4 所示为群体统计结果的玻璃脑显示。表 5.1 为 SPM 群体统计信息。

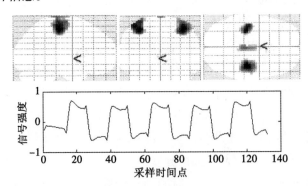

图 5.4　SPM 群体统计结果及参考函数

Fig. 5.4　Groups statistical results and reference functions

表 5.1　SPM 群体统计信息

Tab. 5.1　Groups statistical information by SPM

Brain regions	MNI coordinates (x, y, z)			BA	L/R	voxels	T values
中央后回/旁中央小叶/中央前回	38	−22	58	1/2/3/4/6	R	238	9.7729
中央后回	−34	−22	55	3/4/6	L	158	8.6571
中央后回/额上回	33.2	−39.2	48	4/6	R	24	5.4378

双手握拳运动激活区主要分布在双侧初级运动皮层（primary motor，MⅠ，BA 4，旁中央小叶）、初级躯体感觉皮层（primary sensory，SⅠ，BA 1 2 3，中央后回）、补偿运动区（supplementary motor area，SMA，BA 6，额内侧回）。

5.3.2　结果

分别应用 GLM（$p < 0.05$）、Infomax-stICA-GLM 和 Fast-stICA-GLM（$p < 0.001$）三种方法处理 12 组双手握拳运动的 fMRI 数据，提取全脑激活区及峰值点时间序列，部分结果如图 5.5 所示（激活簇 >20）。

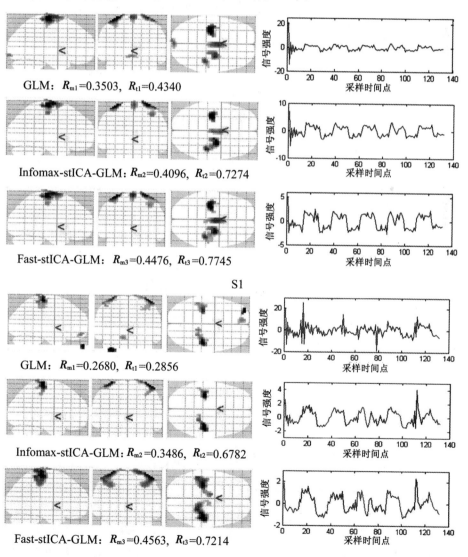

GLM：R_{m1}=0.3503，R_{t1}=0.4340

Infomax-stICA-GLM：R_{m2}=0.4096，R_{t2}=0.7274

Fast-stICA-GLM：R_{m3}=0.4476，R_{t3}=0.7745

S1

GLM：R_{m1}=0.2680，R_{t1}=0.2856

Infomax-stICA-GLM：R_{m2}=0.3486，R_{t2}=0.6782

Fast-stICA-GLM：R_{m3}=0.4563，R_{t3}=0.7214

S2

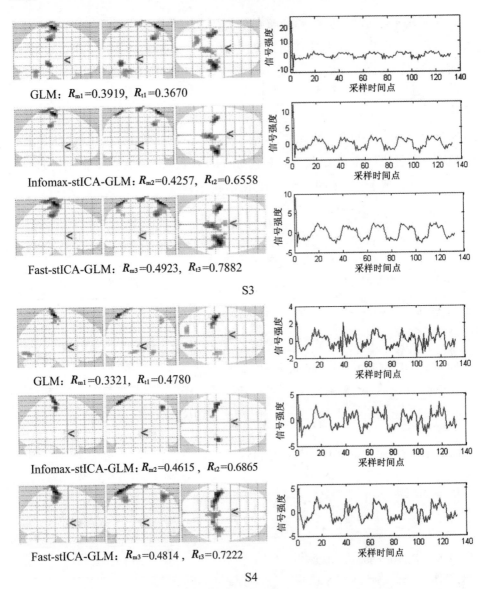

GLM：R_{m1}=0.3919，R_{t1}=0.3670

Infomax-stICA-GLM：R_{m2}=0.4257，R_{t2}=0.6558

Fast-stICA-GLM：R_{m3}=0.4923，R_{t3}=0.7882

S3

GLM：R_{m1}=0.3321，R_{t1}=0.4780

Infomax-stICA-GLM：R_{m2}=0.4615，R_{t2}=0.6865

Fast-stICA-GLM：R_{m3}=0.4814，R_{t3}=0.7222

S4

图 5.5　其中 4 名受试者的全脑激活区及峰值点时间序列

Fig. 5.5　**Whole brain activation area and the peak point time series among four subjects**

表 5.2　两种方法所耗平均时间的比较

Tab. 5.2　**Comparison of average time consumption between two methods(unit：s)**

方法	S1	S2	S2	S4
Infomax-stICA	47.1	45.2	48.5	44.4
Fast-stICA	10.6	10.5	10.9	10.8

5.3.3 准确性分析

GLM 方法的空间相关系数 $R_{m1} = [0.4233 \ 0.3046 \ 0.2181 \ 0.3503 \ 0.2680 \ 0.2886 \ 0.2296 \ 0.3919 \ 0.3321 \ 0.1827 \ 0.1650 \ 0.3746]$；均值 $\overline{R}_{m1} = 0.2941$，方差 $\sigma_{m1} = 0.007$。时间相关系数 $R_{t1} = [0.3511 \ 0.4216 \ 0.4022 \ 0.4340 \ 0.2856 \ 0.3026 \ 0.4337 \ 0.3670 \ 0.4780 \ 0.2860 \ 0.3697 \ 0.5985]$，$\overline{R}_{t1} = 0.3942$，$\sigma_{t1} = 0.008$。

Infomax-stICA-GLM 方法的空间相关系数 $R_{m2} = [0.4840 \ 0.4344 \ 0.2374 \ 0.4096 \ 0.3486 \ 0.2588 \ 0.2996 \ 0.4257 \ 0.4615 \ 0.2033 \ 0.0994 \ 0.4210]$；$\overline{R}_{m2} = 0.3403$，$\sigma_{m2} = 0.0144$。时间相关系数 $R_{t2} = [0.6555 \ 0.7588 \ 0.6574 \ 0.7274 \ 0.6782 \ 0.7874 \ 0.7042 \ 0.6558 \ 0.6865 \ 0.6553 \ 0.6006 \ 0.7395]$；$\overline{R}_{t2} = 0.6922$，$\sigma_{t2} = 0.0028$。

Fast-stICA-GLM 方法的空间相关系数 $R_{m3} = [0.5158 \ 0.512 \ 0.3409 \ 0.4476 \ 0.4563 \ 0.4174 \ 0.2136 \ 0.4923 \ 0.4814 \ 0.4675 \ 0.1105 \ 0.4965]$；$\overline{R}_{m3} = 0.4127$，$\sigma_{m3} = 0.0164$。时间相关系数 $R_{t3} = [0.7602 \ 0.8425 \ 0.7752 \ 0.7745 \ 0.7214 \ 0.7719 \ 0.7089 \ 0.7882 \ 0.7222 \ 0.6635 \ 0.7559 \ 0.7834]$；$\overline{R}_{t3} = 0.7557$，$\sigma_{t3} = 0.0021$。

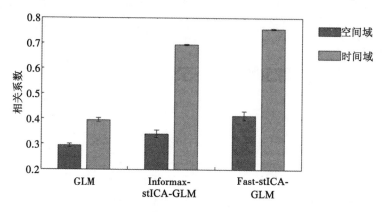

图 5.6 三种方法所得空间与时间相关系数的均值及方差

Fig. 5.6 Mean and variance of spatial and temporal correlation coefficient obtained by three methods

应用 t-检验法分别检验 Infomax-stICA-GLM 与 GLM、Fast-stICA-GLM 与 GLM、Fast-stICA-GLM 与 Infomax-stICA-GLM 是否具有显著性优势。取 $\alpha = 0.01$，$k = t_{0.01}(n_1 + n_2 - 2) = 2.5083$。

Infomax-stICA-GLM 与 GLM：

空间 $t_{m1}=1.0934<k$，无显著性差异。

时间 $t_{t1}=9.9353>k$，有显著性差异。

Fast-stICA-GLM 与 GLM：

空间 $t_{m2}=2.6822>k$，有显著性差异。

时间 $t_{t2}=12.4559>k$，有显著性差异。

Fast-stICA-GLM 与 Infomax-stICA-GLM：

空间 $t_{m3}=1.4273<k$，无显著性差异。时间 $t_{t3}=3.1262>k$，有显著性差异。

5.3.4 稳定性分析

多次运行，轻微改变主成分个数，从保留 svd 奇异值能量的 65%，每次增加 5%，运行 5 次。多次运行后，求个体统计结果空间和时间的相关性。

稳定性指标：被试数目为 12，则每个个体统计结果之间的相关系数为 m_i ($i=1,\cdots,12$)，m 的均值越大则算法越稳定；当 m 相同时，令标准差为 d_i，则稳定性指标定义为：$Stab_i=\dfrac{m_i}{d_i}$。$Stab_i$ 越大，则稳定性越好。各受试者的两种方法主成分稳定性对比如表 5.3 和表 5.4 所示。

表 5.3 "平均相关系数"指标

Tab. 5.3 Index of the "average correlation coefficient"

方法	1	2	3	4	5	6	7	8	9	10	11	12
Infomax-stICA-GLM												
空间	0.99	0.98	0.97	0.96	0.97	0.97	0.96	0.97	0.98	0.98	0.97	0.97
时间	0.91	0.91	0.89	0.88	0.87	0.91	0.92	0.92	0.90	0.89	0.91	0.88
Fast-stICA-GLM												
空间	0.99	0.98	0.96	0.97	0.97	0.98	0.96	0.95	0.98	0.98	0.99	0.96
时间	0.92	0.92	0.89	0.89	0.86	0.89	0.91	0.90	0.91	0.90	0.89	0.89

表 5.4 "平均相关系数/标准差"指标

Tab. 5.4 Index of the "average correlation coefficient/standard deviation"

方法	1	2	3	4	5	6	7	8	9	10	11	12
Infomax-stICA-GLM												
空间	139	101	88.4	123	66.5	105	73.1	109	57.9	154	92.7	68
时间	14.6	15.8	30.6	12.8	23.5	17.6	10.6	12.0	25.8	33.7	12.8	19.1
Fast-stICA-GLM												
空间	102	86.9	113	74.5	76.7	90.1	137	95.1	84.5	85.0	130	99.6
时间	20.1	23.5	30.7	35.8	20.7	17.6	17.3	21.6	31.3	23.6	11.7	12.6

5.3.5　讨论

统计结果显示，Fast-stICA-GLM 和 Infomax-stICA-GLM 的准确性均高于 GLM，Fast-stICA-GLM 在空间和时间的分离精度上略高于 Infomax-stICA-GLM；在略微改变主成分数目的情况下，两种方法都表现出较高的稳定性，互相没有显著性差异，但由于 Fast 算法参数较少，因此不确定性因素相对减少。

fMRI 数据转换成二维数组，其空间域和时间域的信号长度差异非常大。若以 Infomax 作为迭代算法，则需要考虑二维数组 X 空间域和时间域信号长度差异带来的问题。以数据 $X(m, n)$ 为例，设时间域信号段长取 B，则循环一次迭代次数为 n/B。那么，空间信号就要相应地分成 n/B 段，以便使时空信号迭代过程能够保证同时结束。Fast 算法不需要设置段长参数，可以不需要考虑这类问题，使算法在应用中简单方便。

步长与总迭代次数的关系也会影响 Infomax 算法的精度，如步长为 0.01，则为了获取最理想的结果至少要迭代 500 次，因此运算时间较长。Fast-stICA 采用牛顿迭代，按立方收敛，比按线性收敛的梯度算法收敛速度更快。因此，可以得出结论，Fast-stICA-GLM 方法在 fMRI 数据处理与分析中的应用最为成功，不但能够保证足够的准确性和稳定性，还能保证较快的运算速度，能够应付复杂的 fMRI 数据类型以及大规模数据量，为 fMRI 的临床应用提供了可靠的数据分析手段。

5.4　不同个体之间的被动 fMRI 实验

通过前文的实验我们还发现，经过时空独立成分分析算法处理后的三组受试者结果，不但各自显示出了高度相似性，不同个体之间也非常相似，激活区分布趋于一个相对固定的激活模式。在本节实验中，我们增加了受试者例数，来探讨不同个体之间被动踝关节背屈运动的激活状况，验证固有激活模式的存在。

5.4.1　材料

健康男性右利手志愿者 8 例，25—30 岁。无神经、精神损伤史，受试前 24 小时未做腿部剧烈运动，身体无任何不适感。所有受试者已签署《知情同意书》。实验采用清华大学生物医学影像研究中心 Philips 3T 超导型磁共振成像系统。EPI 序列，TR：3000 ms，TE：30 ms，矩阵：80 × 80 × 47，Flip：90°，FOV：230 mm，Voxel size：2.8 × 2.8 × 3。实验采用 block 设计，任务为右侧被动踝关节背屈运动，频率 1 Hz 左右。先休息 30 s，然后运动 30 s，再休息，反复 4 个周期。

5.4.2　数据处理

将预处理后的 fMRI 数据读入 MATLAB 并转换成二维数组，之后进行 svd 分解并降维（保留 80% 的累积贡献率），得到 k 维混合空间分量和 k 维混合时间分量；接着应用 Fast-stICA 方法对其进行成分分离，得到 k 维独立空间图像和 k 维独立时间序列，再应用参考函数相关法对各时间序列排序，采用 4.4.3 节的方法选择阈值 $R_{TRC} = 0.4$（如图 5.7）。选择相关系数大于 R_{TRC} 的成分作为任务相关成分序列；然后将各成分的空间量和时间量相乘，得到任务相关成分矩阵 X_{TRC}。最后将该矩阵还原为.img 格式作为 SPM 的输入，进行 GLM 建模，参数估计并生成统计参数图，应用 t-检验提取数据激活区。

5.4.3　结果

为了验证群体结果与个体结果的激活差异，首先要得到群体数据的激活区。应用 SPM 软件的单样本 t-检验提取数据群组水平上的显著激活区（$p < 0.001$，激活簇体积 20）。如图 5.8 所示为 8 例健康受试者右侧踝关节背屈被动运动的群体统计激活图，主要激活区为大范围、高强度的左侧初级运动皮层（primary motor，M Ⅰ，BA 4，旁中央小叶），初级躯体感觉皮层（primary sensory，S Ⅰ，BA 1 2 3，中央后回），补偿运动区（supplementary motor area，SMA，BA 6，额内侧回），以及小范围、低强度的双侧次级躯体感觉皮层（secondary somato-sensory cortices，S Ⅱ，BA 40，顶下小叶），右侧初级躯体感觉皮层。表 5.5 所示为各激活区统计信息。本书 fMRI 数据不包括对小脑的扫描，因此没有统计小脑激活信息。

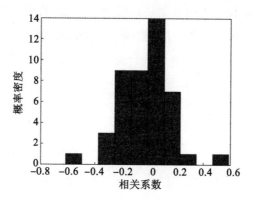

图 5.7　相关系数的概率密度

Fig. 5. 7　Probability density of the correlation coefficient

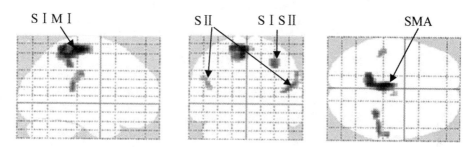

图 5.8　健康受试者右侧踝关节背屈被动运动的激活区分布

注：应用矢状面、冠状面和横截面的三维玻璃脑显示。箭头所指为感兴趣脑区（$p <$ 0.001，激活簇体积 20）。

Fig. 5. 8　Healthy subjects right ankle dorsiflexion active movement active region distribution

Displayed by a three-dimensional glass brain of sagittal, coronal and transverse section. Black arrows indicate the brain areas of interest. (p < 0.001, cluster size = 20)

表 5.5　群体数据的激活区统计信息

Tab. 5. 5　Activation domain statistics of general data

Brain regions	MNI coordinates (x, y, z)			BA	L/R	voxels	T values
旁中央小叶/中央前回/中央后回	−3.2	−30.8	66	3/4/5/6/7	L	316	8.4504
顶下小叶	−45.2	−30.8	24	40	L	29	5.2691
中央后回/顶下小叶	33.2	−39.2	48	3/40	R	45	6.1859
顶下小叶	55.6	−33.6	24	40	R	75	6.1952

所得群体统计结果与美国加州洛杉矶大学 Bruce H. 等和佛罗里达大学 Jonathan P. 等对踝关节背屈运动的研究结果相符。群体数据统计结果可以作为个体数据统计结果的参照。得到群体统计结果后，接下来对个体数据进行处理。两种方法所得结果如图 5.9 所示。

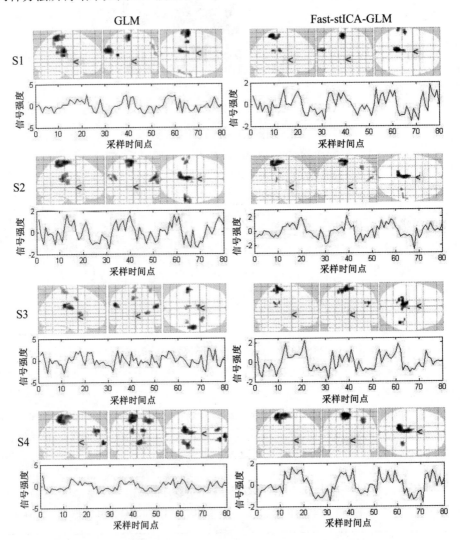

图 5.9　GLM 和 Fast-stICA-GLM 方法对个体数据的处理结果

注：列举了 8 例受试者中的前 4 例。曲线表示峰值点的时间序列，横坐标为时间点，纵坐标为信号强度。

Fig. 5.9　Processing results of individual data obtained by GLM and stICA-GLM methods

8 subjects cited in 4 patients. Curve represents peak point time series, the abscissa is time, and the vertical axis is the signal strength.

　　以受试者 1 为例，见表 5.6，单独使用 GLM 所得激活区域为：左侧旁中央小叶（M Ⅰ，BA 4）、中央后回（S Ⅰ，BA 1 2 3）、额内侧回（SMA，BA 6）、颞上回（听觉皮层，BA 41），以及双侧顶下小叶（S Ⅱ，BA 40）、颞横回（听觉皮层，BA 41）。差异脑区为左侧颞上回和双侧颞横回，最高峰值点和最大激活团位于中央沟后侧贴近颞叶的体感区和听觉区。经 Fast-stICA 提取后，去除了大部分与任务无关的干扰因素（听觉皮层和部分次级体感区），激活区分布在对侧 S Ⅰ，M Ⅰ，SMA，S Ⅱ，最大激活团和最高峰值点转变为大脑中线偏后的位置，见表 5.7。其结果恰好与群体统计结果十分接近。其他受试者的实验结果也基本符合该规律。

表 5.6　受试者 1 使用 SPM 方法所得激活的统计信息

Tab 5.6　Activation statistics of subjects 1 obtained by SPM method

Brain regions	MNI coordinates (x, y, z)			BA	L/R	voxels	T values
旁中央小叶/中央前回/中央后回	−6	−42	63	4/5/6/7	L	166	6.6561
顶下小叶/中央后回/颞上回	−53.6	−22.4	27	1/2/3/40/41	L	295	6.9246
脑岛/颞横回	−34	−25.2	18	13/41	L	26	6.4679
顶下小叶	50	−47.6	48	40	R	40	4.9441
颞横回	58.4	−16.8	21	43	R	24	4.9405

表 5.7　受试者 1 使用 stICA 方法所得激活的统计信息

Tab 5.7　Activation statistics of subjects 1 obtained by stICA method

Brain regions	MNI coordinates (x, y, z)			BA	L/R	voxels	T values
旁中央小叶/中央前回/中央后回	−6	−42	63	4/5/6/7	L	133	7.7725
中央后回/顶下小叶	−56.4	−19.6	24	2/40	L	81	7.4999

　　图 5.9 中的曲线表示各激活结果所对应的峰值点时间序列。这里的峰值点所指的是 T 值，峰值点时间序列指 T 值最大的体素点的信号强度随时间变化的曲线，该曲线反应的是激活点与实验设计的相关程度，通过相关系数来表示。如图 5.10 所示为两种方法所得结果的峰值点相关系数。

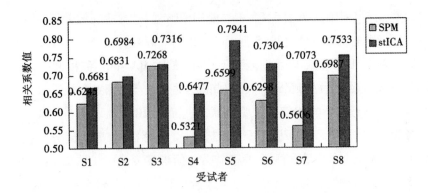

图 5.10　两种方法得到的峰值点时间序列与参考函数的相关系数

Fig. 5.10　Correlation coefficients between peak point time series and reference function obtained by both methods

从图 5.10 可得出，经过 Fast-stICA 提取后，8 名受试者峰值点相关系数均得到不同程度的提升，总体平均提升 7.69%，t-检验 $t = \dfrac{\overline{r_2} - \overline{r_1}}{s_w\sqrt{\dfrac{1}{n_1} + \dfrac{1}{n_2}}} = 3.2587 >$

$t_{0.01} = 2.5038$，具有极显著性差异。

5.4.4　讨论

实验结果表明，在实验设计固定的情况下，不同受试者的激活状况差别不大。而噪声是随机的，无规律的，甚至同一个受试者在相同环境下连续进行两次 fMRI 扫描，所获得的结果也不尽相同。可以认为，个体差异的产生大部分来自各种噪声的干扰，来自受试者本身的原因并不明显。这就需要研究者采用合适的数据处理方法去伪存真，挖掘隐藏在噪声下的真实信号。

通过对被动踝关节背屈运动群体数据的处理分析，以及对前人类似研究成果的总结，本书得出了被动踝关节背屈运动的大脑激活区分布规律：主要激活区为对侧 S I，M I，SMA，以及少量的双侧 S II；而且激活信号的峰值点在大脑中线附近偏后位置。以此为参照，分别应用 GLM 和 stICA 方法对个体数据进行分析比较。从实验结果中可看出，单独使用 GLM，个体统计结果与群体统计结果的差异较大，时间序列与参考函数的相关性较低，说明在 fMRI 扫描过程中，个体数据中与任务相关的激活被诸多生理噪声和系统噪声所掩盖，在统计参数图中失去了显著性。受试者 1 和受试者 2 受射频线圈发出的刺耳噪声影响强烈，颞叶产生强烈激活，受试者 1 左侧激活强烈，受试者 2 右侧激活强烈。受试者 3 则是由运动幅度过轻导致任务相关激活不明显。受试者 4 出现了大范围的同侧 S I 和 S II 激活，一些额上回（BA 9）、额内侧回（BA 10）区域，是由受试体位不舒服和频繁的精神活动导致。其他受试者也或多或少地出现类似受干扰现象。

经 Fast-stICA 提取后，个体数据均显示出了符合生理意义的脑区：主要激活区位于对侧 S I，M I 和 SMA，少量激活位于两侧 S II；而且激活信号的峰值点位于大脑中线附近偏后位置。个体统计激活更接近群体统计激活结果，呈现出一个较为固定的激活模式。同时，峰值点时间序列与参考函数的相关性也有显著性的提高。

5.5　本章小结

本章比较了 Infomax 算法和 FastICA 算法在 fMRI 中的应用，提出基于固定点（即 FastICA）的时空独立成分分析算法更适合处理 fMRI 数据。准确性分析结果显示：Fast-stICA-GLM 和 Infomax-stICA-GLM 的准确性均高于 GLM，Fast-stICA-GLM 在空间和时间的分离精度上略高于 Infomax-stICA-GLM；稳定性分析结果显示：在略微改变主成分数目的情况下，两种方法都表现出较高的稳定性，互相没有显著性差异。Fast-stICA-GLM 方法不但能够保证足够的准确性和稳定性，同时也能保证较快的运算速度，能够应付复杂的 fMRI 数据类型以及大规模数据量，在 fMRI 数据处理与分析中的应用最为成功。

在此基础上，我们提出，一些 fMRI 的临床应用多数是针对个体病例的治疗，对 fMRI 数据的分析不应均以大量样本数据为依据，应当增强个体数据的分析能力。本书算法在个体化的 fMRI 干扰消除方面准确、有效的应用，可以为个体临床治疗提供更准确的辅助诊断作用。

第6章 脑卒中后下肢运动功能康复的 fMRI 研究

6.1 引言

　　脑卒中发病率的增加，严重地危害着人们的身体健康和生命安全，致残率居高不下。如何使这些病人尽早康复，使其恢复生活能力，重返社会，是十分重要而有意义的工作。应用 fMRI 对下肢运动功能进行研究的最终目的是将该技术应用于脑卒中患者的临床康复。通过前文深入的研究，可以认为 stICA 算法在 fMRI 数据处理，特别是下肢运动的 fMRI 数据处理中具有良好的应用价值，能够更准确地提取出下肢运动的任务相关激活。接下来我们以此算法作为数据处理手段对脑卒中后患者进行为期 6 周的跟踪 fMRI 研究，记录脑卒中患者在康复训练期间大脑下肢运动功能皮层的重组情况，探索功能区的重组规律，努力为脑卒中患者的临床康复的进步寻找新的突破口。

6.2 研究对象纳入标准

6.2.1 纳入标准

　　① 首次发病，经 CT 或 MRI 检查确认的单侧病灶急性脑梗塞。
　　② 既往无中枢神经系统器质性损伤及其他可影响踝关节运动功能的疾病。
　　③ 既往无长期酗酒及无长期服用中枢神经系统活性等类药物治疗者。
　　④ 患者本人及家属对实验知情，同意配合检查并签署《知情同意书》。

6.2.2 排除标准

　　① 既往有明显累及肢体运动功能的中枢神经系统及外周神经系统疾病。

② 有明显认知功能障碍，MMSE≤27 分；或明显焦虑抑郁状态（汉密尔顿焦虑量表≥14 分，汉密尔顿抑郁量表≥13 分）、其他精神疾病及病史。

③ 病后意识水平下降。

④ 癫痫病史。

⑤ 各种物质依赖病史。

⑥ 肝功能障碍、肾功能障碍、心功能衰竭或其他重要器官功能失代偿。

⑦ 有安放心脏起搏器、金属植入体等其他磁共振检查禁忌证。

⑧ 拒绝提供书面同意书或其他原因不能配合检查者。

6.3　实验

6.3.1　材料

2013 年，沈阳市第 463 医院①神经内科收治急性脑卒中患者 2 例。分别列为康复组和对照组。

康复组患者，男，年龄 63 岁，诊断：偏瘫，脑梗塞。右上肢肌力 II 级，右下肢肌力 III 级，肌张力右侧较左侧稍高，颈软，指鼻试验不能完成。

该患者晨起时无明显诱因出现左侧肢体活动不灵，就诊于沈阳军区总医院②并完善头颅 CT、MRI 检查示：脑梗塞。予以对症系统治疗后病情相对平稳，但遗留左侧肢体活动不灵，经辅助器具可缓慢行走。为求进一步系统康复治疗特来神经内科就诊，康复理疗科门诊以"左侧运动障碍"收入神经内科。患者入院后神经系统检查：意识清楚，言语清晰，智力正常。双侧额纹对称，双瞳孔同大等圆，直径约 0.3 cm，对光反应灵敏，双眼球活动正常，无凝视、眼震、复视。鼻唇沟左侧稍浅，伸舌左右不偏，软腭活动对称，悬雍垂不偏，咽反射（＋）。听力粗侧正常。颈软，转颈、耸肩有力。左上肢肌力 1 级，左下肢肌力 0 级，右侧肢体肌力 5 级。肌张力正常，浅反射正常，腱反射左侧（＋＋＋），右侧（＋＋）。触觉、痛温觉正常，深感觉、复合感觉正常。指鼻试验、跟 - 膝 - 胫试验、快速轮替试验左侧完成笨拙。Hoffmann 征 L（－），R（－），Babinski 征 L（－），R（－）。

---

① 现已更名为"中国人民解放军第 463 医院"。

② 现已更名为"中国人民解放军北部战区总医院"。

专科情况：Holdem 步行分级：Ⅱ级：需少量帮助，能行走但平衡不佳，不安全，需 1 人在一旁给予持续或间断地接触身体的帮助或需使用膝－踝－足矫形器（KAFO）、踝－足矫形器（AFO）、单拐、手杖等以保持平衡或保持安全。

改良的 Ashworth 痉挛评价：0 级无肌张力的增加。FIM 评定 ADL 总分 70 分，中度依赖。Berg 平衡量表总分：12 分。如表 6.1 和表 6.2 所示。

表 6.1　康复组初期下肢关节活动度评价表

Tab. 6.1　Table of evaluation of lower limb joint activity in the early stage of rehabilitation group

部位	检查项目	正常值/(°)	被动值/(°)
髋	屈曲	~125	80
	伸展	~15	0
	内收	~30	10
	外展	~45	15
	内旋	~45	0
	外旋	~45	0
膝	屈曲	~150	120
	伸展	~0	0
踝	背屈	~20	0
	跖屈	~45	40
	内翻	~35	20
	外翻	~20	0
足趾	MP 屈曲	~35	20
	MP 伸展	~40	0
	PIP 屈曲	~34	20
	PIP 伸展	~0	0
	DIP 屈曲	~50	25
	DIP 伸展	~0	0

表 6.2　康复组初期步态分析观察表

Tab. 6. 2　Observation table of early gait analysis in rehabilitation group

观察项目			负重	
			首次着地	承重反应
髋关节	屈曲	受限		
		消失		
		过度		
	伸展不充分		√	
	后撤			
	外旋		√	
	内旋			
	内收			
	外展		√	
膝关节	屈曲	受限		
		消失		
		过度	√	
	伸展不充分			
	不稳定			
	过伸展		√	
	膝反张			
	内翻			
	外翻			
	对侧膝过度屈曲			
踝关节	前脚掌着地			
	全脚掌着地			
	足拍击地面		√	
	过度跖曲		√	
	过度背曲			
	内翻		√	
	外翻			
	足跟离地			
	无足跟离地			
	足趾或前脚掌拖地			
	对侧前脚掌踮起			

续表6.2

观察项目		负重	
		首次着地	承重反应
足趾	过度伸展(上翘)		
	伸展不充分		
	过度屈曲	√	

对照组患者,女,年龄45岁,诊断:偏瘫,脑梗塞。左侧肢体Ⅲ级痉挛阶段,左侧关节活动度较差。

该患者于2013年6月前无明显诱因出现右侧肢体活动不灵,逐渐加重,就诊于中国医科大学附属盛京医院,经检查按"急性脑梗塞"收入神经内科病区。经对症治疗患者安全度过水肿期,病情平稳出院。今针对遗留之右侧肢体活动无力来诊康复治疗。现患者一般状态可,神清,言语清晰,轮椅推入病房。现能辅助下站立,右下肢能助力进行抬起,右上肢能在床面上移动,右手无活动能力。饮食、二便可,睡眠差,饮食水无呛咳。

神经科查体:意识清楚,言语欠清晰,智力正常。双侧额纹对称,双瞳孔同大等圆,直径约0.3 cm,对光反应灵敏,双眼球活动充分。无凝视、眼震、复视。右侧中枢性面舌瘫。软腭活动对称,悬雍垂不偏,咽反射(+)。听力粗侧正常。颈软,转颈、耸肩有力。右上肢近端肌力2级,远端1级,右下肢肌力4级,左侧肢体肌力5级,肌张力可,浅反射正常,腱反射左侧(++),右侧(++)。触觉、痛温觉正常,深感觉、复合感觉正常。指鼻试验、跟-膝-胫试验、快速轮替试验左侧不能配合完成。Hoffmann征L(+),R(-),Babinski征L(+),R(-)。

评定:Holdem步行分级:0级:无功能,病人不能走。

改良的Ashworth痉挛评价:Ⅱ级肌张力较明显增加,通过ROM的大部分时,阻力较明显增加,但受累部分仍能较容易地移动。

Katz日常生活活动能力测定:能够独立完成两项活动。洗澡、穿衣、用厕和其余任何一项不能独立完成。

Brunsstrom分级:左上肢:Ⅱ开始出现痉挛 ——不随意的共同运动、联合反应;右手:Ⅰ迟缓、无反射 ——无功能;右下肢:Ⅲ痉挛阶段 ——随意的共同运动、取坐位和站位时髋、膝、踝屈。Berg平衡量表总分:6分,平衡能力仍需改进。肌力评定:右上肢近端肌力2级,远端1级,右下肢肌力4级。如表6.3和表6.4所示。

表 6.3　对照组初期下肢关节活动度评价表

Tab. 6.3　Table of evaluation of lower limb joint activity in control group at the beginning of the control group

部位	检查项目	正常值/(°)	被动值/(°)
髋	屈曲	~125	90
	伸展	~15	15
	内收	~30	20
	外展	~45	45
	内旋	~45	20
	外旋	~45	20
膝	屈曲	~150	130
	伸展	~0	0
踝	背屈	~20	20
	跖屈	~45	45
	内翻	~35	35
	外翻	~20	20
足趾	MP 屈曲	~35	30
	MP 伸展	~40	40
	PIP 屈曲	~34	30
	PIP 伸展	~0	0
	DIP 屈曲	~50	45
	DIP 伸展	~0	0

表 6.4　对照组初期步态分析观察表

Tab 6.4　Observation table of early gait analysis in control group

观察项目			负重	
			首次着地	承重反应
髋关节	屈曲	受限		
		消失		
		过度		
	伸展不充分		√	
	后撤			
	外旋		√	
	内旋			
	内收			
	外展		√	

续表6.4

观察项目			负重	
			首次着地	承重反应
膝关节	屈曲	受限		
		消失		
		过度	√	
	伸展不充分			
	不稳定			
	过伸展		√	
	膝反张			
	内翻			
	外翻			
	对侧膝过度屈曲			
踝关节	前脚掌着地			
	全脚掌着地			
	足拍击地面		√	
	过度跖曲		√	
	过度背曲			
	内翻		√	
	外翻			
	足跟离地			
	无足跟离地			
	足趾或前脚掌拖地			
	对侧前脚掌踮起			
足趾	过度伸展(上翘)			
	伸展不充分			
	过度屈曲		√	

康复组患者进行正规康复训练,训练内容:作业疗法2次/日。通过日常锻炼改善生活自理能力,松动关节,扩大患侧肢体关节活动度,防止关节痉挛。作业疗法的工作流程:

①采集和分析患者资料。

②作业活动评价。

③作业活动影响因素评价。

④找出问题。

⑤制订治疗计划。

⑥ 实施治疗计划。

⑦ 疗效评价。

⑧ 出院,回归家庭、社会。

康复目标:改善右侧下肢关节活动度,改善右侧下肢肢体痉挛,增强右侧下肢肌力。

注意事项:预防褥疮,控制血压,正确的良肢位摆放,预防痉挛。

对照组患者在家里做自由康复训练,医生不加以干涉。所有患者于开始康复的初始期、两周后、4 周后和 6 周后分别进行功能磁共振检查。其间患者坚持服用溶栓性和活化性药物。扫描过程中,患者被叮嘱将注意力集中在患侧踝关节部;整个扫描过程,尽量避免头部或身体其他部位的任何运动。受试者已签署《知情同意书》。观察大脑皮层重组情况,探索下肢运动功能康复机制。针对所列观察指标,进行统计分析,并绘制曲线。总体课题设计方案如图 6.1 所示。

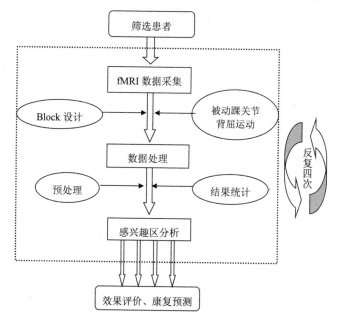

图 6.1　本课题设计方案流程图

Fig. 6.1　Flow chart of the design scheme of the project

6.3.2　功能图像的采集

实验场所为辽宁省肿瘤医院,扫描设备采用德国西门子 3T 磁共振系统。EPI 序列,TR:3000 ms,TE:20 ms,矩阵:$64 \times 64 \times 38$,Flip:90°,FOV:192 mm,Voxel size:$3 \times 3 \times 3$。实验采用 block 设计,任务为患侧踝关节背屈运

动,已有的研究成果显示,主动运动与被动运动在 fMRI 检测下表现出极其相似的激活模式,包括对侧初级运动皮层(primary motor,MⅠ,BA 4,旁中央小叶)、初级躯体感觉皮层(primary sensory,SⅠ,BA 1 2 3,中央后回)、补偿运动区(supplementary motor area,SMA,BA 6,额内侧回)、双侧次级躯体感觉皮层(secondary somatosensory cortices,SⅡ,BA 40,顶下小叶)。说明被动运动可以作为主动运动的理想替代模型。频率 0.3 ~ 0.4 Hz。先休息 30 s,然后运动 30 s,再休息,反复 5 个周期。

6.3.3　数据处理

将所有受试者数据应用 SPM 软件进行数据预处理,包括头动校正、空间标准化和空间平滑。之后将预处理后的 fMRI 数据读入 MATLAB 并转换成二维数组,进行 svd 分解并降维(保留 80% 的累积贡献率),得到 k 维混合空间分量和 k 维混合时间分量;接着应用本书提出的 stICA 方法对其进行成分分离,得到 k 维独立空间图像和 k 维独立时间序列,再应用参考函数相关法对各时间序列排序,选择相关系数大于 0.4 的成分作为任务相关成分序列;然后将各成分的空间量和时间量相乘,得到任务相关成分矩阵 X_{TRC}。最后将该矩阵还原为 .img 格式作为 SPM 的输入,进行 GLM 建模,参数估计并生成统计参数图,应用 t-检验提取数据激活区(激活簇体积 20)。

6.3.4　观察指标

(1)定量指标

① 偏侧化指数(laterality index,LI)。$LI = (C - I)/(C + I)$,其中,C 为患侧半球 ROI 的激活体积;I 为健侧半球 ROI 的激活体积。

② 峰值点的 MNI 坐标位置。所有大脑功能图像都配准到标准 MNI 模板上,峰值点的 MNI 坐标位置能够反映某一激活簇的重心(重心体素信号强度最大,周围体素信号强度逐渐递减)。

③ 激活体积。激活体积 = 激活体素的数量 × 单个体素的体积,单个体素的体积为 $3 \times 3 \times 3 \text{ mm}^3$。

④ 峰值点体素信号强度。它反映错误概率的统计量,该值越大说明该点被检出的正确性越强。

(2)定性指标

① 下肢运动功能所在的解剖区域。正常人大脑控制每个功能的解剖区域均较为固定,而脑卒中患者由于原始功能区皮层受损,需要在未受损的部位重

建功能区，因此，不同患者的重建位置略有不同。

② 激活体素所在的 Brodmann 分区。与解剖区域相似，脑卒中后患者的重建功能区所在的 Brodmann 分区也会随之改变。

6.4　结果

康复组患者转入康复科后接受正规康复训练，并在其康复训练期间共进行 4 次 fMRI 检查，检查时间点为：入康复科初期（初始期）、第 2 周、第 4 周和第 6 周。检查结果如图 6.2 所示（P 值为错误概率：前三次 $p < 0.05$，第四次 $p < 0.01$；箭头所指位置为峰值点，激活簇体积 20）。信息统计如表 6.5 所示。

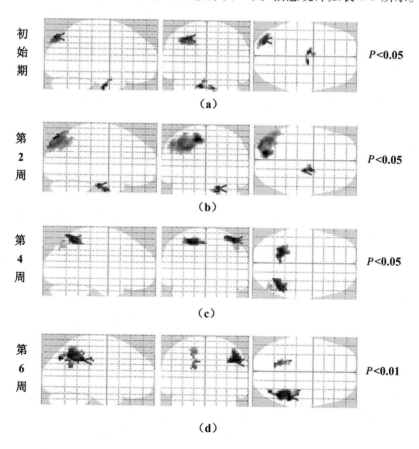

图 6.2　脑卒中患者 4 次 fMRI 扫描结果的玻璃脑显示

Fig. 6.2　Glass Brain display of 4 times fMRI scan results for stroke patients

表 6.5　脑卒中患者 4 次检查的激活信息统计

Tab. 6.5　Activation information statistics of four checks for stroke patients

Brain regions	MNI coordinates (x, y, z)			BA	L/R	voxels	T values
初始期							
顶上小叶	−30	−81	51	7/19	L	68	5.8015
undefined	−9	−6	−33		L/R	42	5.1706
第二周							
顶上小叶/顶下小叶/楔前叶/角回/楔叶/枕叶	−15	−84	54	7/19/39/40	L	407	5.8863
undefined	21	−15	−30		R	53	5.9272
第四周							
顶上小叶/顶下小叶/楔前叶/旁中央小叶/中央后回	−24	−51	57	5/7/40	L	160	6.0807
顶上小叶/顶下小叶	45	−54	60	7/40	R	140	6.4960
第六周							
楔前叶/扣带回前	−15	−63	36	7/31	L	36	6.2272
楔前叶/旁中央小叶/顶上小叶	−21	−36	48	5/7	L	56	6.4693
顶下小叶/缘上回/中央后回/楔前叶	48	−36	36	2/3/7/19/39/40	R	247	7.4011

　　第一次检查结果，激活区细碎且分散，信号值偏低。经过 t-检验后，大部分零散激活体素无显著性差异，未被检出。健侧大脑(即与瘫痪肢体相同一侧的大脑半球)枕叶部位有少量低强度激活，主要为体感联合区(BA 7)。此时患者刚刚脱离急性期，患侧无法完成任何主动运动。第二次检查结果，健侧大脑激活体积大幅度增加，激活体素多达 407 个，出现了大量次级躯体感觉皮层(BA 40)的激活，预示健侧半球对患侧的功能补偿作用有所增加。在前两次检查中，患侧大脑均未见激活，预示控制瘫痪肢体运动的大脑皮层大面积坏死，新的功能区暂时还未建立起来。值得注意的是，在前两次检查结果中均发现中动脉附近有显著激活，第一次双侧激活，第二次患侧激活。由于激活部位没有任何脑功能区，因此怀疑血栓没有完全溶解，大动脉血管仍然堵塞严重，造成血流不畅通，附近毛细血管被迫充血而显示出了高信号，功能图像叠加标准结构图像如图 6.3 所示。

　　随着病情的好转和运动功能的恢复，患侧大脑未受损部位逐渐出现了激

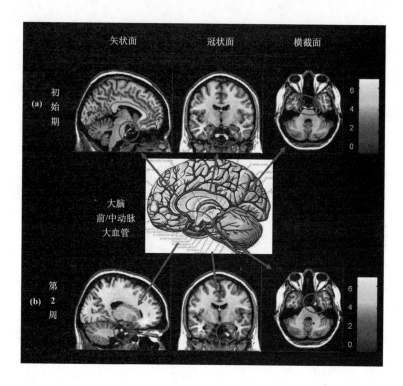

图 6.3　中动脉部位的异常激活示意图

Fig. 6.3　Abnormal activation of parts of the diagram artery

活，激活簇的重心有明显的后移。同时，健侧的辅助激活逐渐减少［图 6.4(a)］。此时患者可在医师指导下站立，并且能够在两人以上搀扶下缓慢行走，行走距离有限，5~8 m。到第四次检查时，发现健侧辅助激活区再次明显减少，患侧激活区显著增加，重新占据患侧运动功能的主导地位［图 6.4(b)］。偏侧化指数得到明显增加（图 6.5）。此时患者可在一人搀扶下行走，行走距离 10~15 m，行走速度明显加快。

　　从表 6.1 中可以发现，激活簇重心的后移存在一个规律。患侧激活区的峰值点 y 轴坐标由 −54（第四周）移至 −36（第六周），在本书第 5 章第 5.4.3 节提到的，正常人固有踝关节背屈运动的激活模式中，y 轴坐标为 −30，即中央沟附近的运动和感觉区。表明患者康复过程中峰值点逐渐转向正确的功能区位置，这说明了患者受损的脑神经逐步地恢复与重建。揭示了即使重组后的脑功能区与正常人存在差别，但并不是毫无规律的，脑功能区的分布会尽可能的与受损前相近。

　　图 6.5 所示为 4 次结果中健侧与患侧激活体积和偏侧化指数曲线。从图 6.5 中可以看出，患侧激活体积和偏侧化指数始终呈上升趋势，而健侧激活体

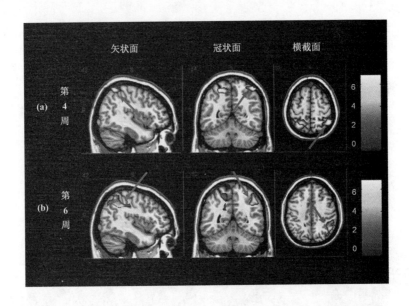

图 6.4　第三次和第四次 fMRI 检查结果中健侧与患侧激活体积对比

Fig. 6.4　Ipsilateral and contralateral activation volume comparison in the third and fourth fMRI inspection results

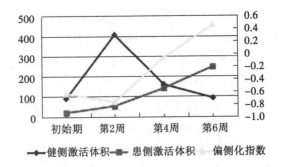

图 6.5　4 次结果的健侧与患侧激活体积和偏侧化指数曲线

Fig. 6.5　Ipsilateral and contralateral activation volume and laterality index curve of four results

积存在一个明显的上升后又下降的形式，说明健侧在康复中起到了辅助作用。

现患者左侧肢体活动正常，评估如下：

神经系统检查：意识清楚，言语清晰，智力正常。双侧额纹对称，双瞳孔同大等圆，直径约 0.3 cm，对光反应灵敏，双眼球活动正常，无凝视、眼震、复视。鼻唇沟左侧稍浅，伸舌左右不偏，软腭活动对称，悬雍垂不偏 5 级，右侧肢体肌力 5 级。肌张力正常，浅反射正常，腱反射左侧（＋＋），右侧（＋＋）。触觉、痛温觉正常，深感觉、复合感觉正常。指鼻试验、跟－膝－胫试验、快速轮替试验左侧完成良好。Hoffmann 征 L（－），R（－），Babinski 征 L（－），R（－）。

专科情况：Holdem 步行良好、行走安全。

改良的 Ashworth 痉挛评价：0 级无肌张力的增加。FIM 评定 ADL 总分 80分，轻度依赖。Berg 平衡量表总分：15 分。如表 6.6 和表 6.7 所示。

表 6.6　康复组末期下肢关节活动度评价表

Tab 6.6　Table of evaluation of final lower extremity joint mobility in rehabilitation group

部位	检查项目	正常值/（°）	被动值/（°）
髋	屈曲	~125	90
	伸展	~15	5
	内收	~30	15
	外展	~45	20
	内旋	~45	10
	外旋	~45	10
膝	屈曲	~150	130
	伸展	~0	0
踝	背屈	~20	5
	跖屈	~45	40
	内翻	~35	30
	外翻	~20	5
足趾	MP 屈曲	~35	25
	MP 伸展	~40	5
	PIP 屈曲	~34	25
	PIP 伸展	~0	0
	DIP 屈曲	~50	30
	DIP 伸展	~0	0

表 6.7 康复组末期步态分析观察表

Tab. 6.7 Table of analysis and observation of the final stage of the rehabilitation group

观察项目			负重	
			首次着地	承重反应
髋关节	屈曲	受限		
		消失		
		过度		
	伸展不充分		√	
	后撤			
	外旋		√	
	内旋			
	内收			
	外展		√	
膝关节	屈曲	受限		
		消失		
		过度	√	
	伸展不充分			
	不稳定			
	过伸展		√	
	膝反张			
	内翻			
	外翻			
	对侧膝过度屈曲			
踝关节	前脚掌着地			
	全脚掌着地			
	足拍击地面		√	
	过度跖曲		√	
	过度背曲			
	内翻		√	
	外翻			
	足跟离地			
	无足跟离地			
	足趾或前脚掌拖地			
	对侧前脚掌踮起			

续表 6.7

观察项目		负重	
		首次着地	承重反应
足趾	过度伸展（上翘）		
	伸展不充分		
	过度屈曲	√	

图 6.6 所示为对照组患者四期 fMRI 检查结果。

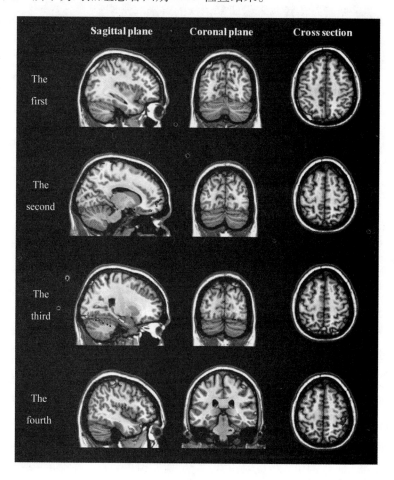

图 6.6　对照组 4 次检查结果

Fig. 6.6　Control group four times the results

从康复组和对照组的结果图中可以看出，对照组患者的恢复情况要比康复组糟糕得多。两组患者第一次检查结果，激活区的位置和强度都非常相似。但是第二次和第三次检查发现，对照组几乎没有改进的趋势。从第四次检查才开始出现了患侧大脑运动皮层的激活，而同样的激活模式在康复组的第三次检查中就已经出现了，并且康复组第三次和第四次检查的激活体积和信号强度也均大于对照组第四次检查。从表 6.8 中可看出，康复组第三次检查结果中患者对侧的运动皮层激活面积为 160 个 voxel，最大激活强度 6。第四次检查结果中患者对侧的运动皮层激活面积为 247 个 voxel，最大激活强度 7.4。而对照组第四次检查结果中，对侧的运动皮层激活面积仅为 42 个 voxel，最大激活强度只有 4.26。可见，做康复治疗与不做康复治疗的差别非常明显。

表 6.8 对照组患者 4 次检查的激活信息统计

Tab. 6.8 Activation information statistics of four checks for patients of control group

Brain regions	MNI coordinates (x, y, z)			BA	L/R	voxels	T values
初始期							
顶上小叶/顶下小叶/楔前叶/	−36	−81	48	7/19	L	89	5.6967
第 2 周							
前扣带回	3	0	−12	25	L	21	3.8305
颞上回/海马旁回	45	27	−27	38/28	R	58	5.5365
第 4 周							
顶上小叶	−12	−78	60	7	L	34	4.1661
海马旁回/边缘叶	18	−18	−18	28	R	65	5.539
第 6 周							
顶下小叶	−42	−72	51	40	L	42	4.2634
顶下小叶/中央前回/中央后回/额上回/额内侧回	48	−24	66	1/2/3/6	R	123	6.7242

对照组患者现能在辅助下站立，右下肢能阻力进行抬起，右上肢能在床面上移动，右手无活动能力。饮食、二便可，睡眠差，饮食水无呛咳。经康复治疗，患者病情好转，右上肢近端肌力 2 级，远端 1 级，右下肢肌力 4 级，左侧肢体肌力 5 级，肌张力可，浅反射正常，腱反射左侧（＋＋），右侧（＋＋）。触觉、痛温觉正常，深感觉、复合感觉正常。指鼻试验、跟－膝－胫试验、快速轮替试验左侧不能配合完成。Hoffmann 征 L（＋），R（－），Babinski 征 L（＋），R（－）。

评定：Holdem 步行分级：0 级：无功能病人不能走。

改良的 Ashworth 痉挛评价：Ⅱ级肌张力较明显增加，通过 ROM 的大部分时，阻力较明显增加，但受累部分仍能较容易地移动。

Katz 日常生活活动能力测定：能够独立完成两项活动。洗澡、穿衣、用厕和其余任何一项不能独立完成。

Brunsstrom 分级：右上肢：Ⅱ 开始出现痉挛 ——不随意的共同运动、联合反应；右手：Ⅰ 迟缓、无反射 ——无功能；右下肢：Ⅲ 痉挛阶段 ——随意的共同运动、取坐位和站位时髋、膝、踝屈。Berg 平衡量表总分：8 分，平衡能力仍需改进。肌力评定：右上肢近端肌力 2 级，远端 1 级，右下肢肌力 4 级。如表6.9 和表 10 所示。

表 6.9　对照组末期下肢关节活动度评价表

Tab. 6.9　Table of evaluation of final lower extremity joint mobility in the control group

部位	检查项目	正常值/(°)	被动值/(°)
髋	屈曲	~125	100
	伸展	~15	5
	内收	~30	15
	外展	~45	35
	内旋	~45	20
	外旋	~45	15
膝	屈曲	~150	120
	伸展	~0	0
踝	背屈	~20	10
	跖屈	~45	40
	内翻	~35	30
	外翻	~20	10
足趾	MP 屈曲	~35	15
	MP 伸展	~40	15
	PIP 屈曲	~34	10
	PIP 伸展	~0	0
	DIP 屈曲	~50	20
	DIP 伸展	~0	0

表 6.10　对照组末期步态分析观察表

Tab. 6.10　Observation table for the final stage of the control group

观察项目			负重	
			首次着地	承重反应
髋关节	屈曲	受限		
		消失		
		过度		
	伸展不充分		√	
	后撤			
	外旋		√	
	内旋			
	内收			
	外展			
膝关节	屈曲	受限		
		消失	√	
		过度		
	伸展不充分			
	不稳定		√	
	过伸展			
	膝反张		√	
	内翻			
	外翻			
	对侧膝过度屈曲			
踝关节	前脚掌着地			
	全脚掌着地			
	足拍击地面			
	过度跖曲		√	
	过度背曲			
	内翻		√	
	外翻			
	足跟离地			
	无足跟离地		√	
	足趾或前脚掌拖地			
	对侧前脚掌踮起			

续表 6.10

观察项目		负重	
		首次着地	承重反应
足趾	过度伸展（上翘）		
	伸展不充分		
	过度屈曲	√	

6.5　讨论

正常人单侧肢体运动之所以只激活对侧半球的功能区，是因为对侧半球对同侧半球有抑制作用。脑卒中后早期（第 2 周），患侧半球对健侧半球抑制信号减弱，表现为患肢运动时激活健侧运动皮层；在亚急性期（第 4 周），患侧运动功能区部分恢复，因此患侧半球对健侧半球的抑制信号逐渐恢复，在 fMRI 上表现为患肢运动时激活双侧运动皮层；而恢复期时（第 6 周），患侧运动功能区逐渐恢复正常，半球内抑制信号随即恢复正常，在 fMRI 上表现为患肢运动时以患侧半球激活为主或仅仅激活患侧半球。偏侧化指数 LI 值越大表明运动肢体受对侧半球支配的趋势越强。

激活的重心移位是脑梗死之后的一段时间内各个脑区对患侧肢体运动做出的适应性反应。大脑皮质某处受损后，损伤周边区域会出现一系列的活动增加的变化，这些变化与损伤后的运动功能恢复关系密切，这一现象可能反映的是大脑皮层运动代表区的功能重组或代偿，也可能反映感觉运动皮层有一定的可塑性。中动脉血管附近的异常激活是否由血栓未完全溶解造成还无法做出定论，仍需更加严格的实验设计和大量的临床数据来验证。

脑卒中发病后的 1～3 个月是功能恢复的最佳时期，3～6 个月也会有不同程度的恢复，6 个月之后功能恢复缓慢或停滞不前，出现肢体的废用。因此，在有效的康复时间内，合理地安排康复计划是成功康复的关键。

复杂的肢体运动由许多简单运动构成，任何一个单独的简单运动受累，都将造成复杂运动的失败。盲目的训练会浪费宝贵的最佳康复时间，降低康复质量。每个单独关节的功能康复都要经过类似的 4 个阶段：无激活阶段、健侧激活阶段、健侧和患侧共同激活阶段和仅仅患侧激活阶段。只有达到第四个阶段，才具备了恢复运动的生理基础（足够多的脑细胞和脑神经连接）。但有些患者即使达到了第四个阶段，仍然无法完成主动运动，仍需要一段时间的锻炼才能完成，因此我们无法从患者的表现上看出单独关节功能的恢复是好是坏。

本书实验中的两组患者第一次 fMRI 检查结果非常相似，但随着时间推移，康复效果的差别越来越明显。到最后，对照组第四次检查时的康复状态竟然远不如康复组第三次检查时。从两名患者激活信息统计表中可看出，康复组第四次检查结果中患者对侧的运动皮层激活面积为 247 个 voxel，最大激活强度7.4。而对照组第四次检查结果中，对侧的运动皮层激活面积仅为 42 个 voxel，最大激活强度只有 4.26。通过对两例患者的康复师的评价与医生的病历来分析，康复组患者无论从下肢关节活动度评价表还是步态分析观察表上看，患处都有明显的改善，再结合病历更加确认康复组患者经过系统的康复训练后，肢体功能得到预期的治疗效果。而对照组患者则没有明显改变。由此，此两例患者，在相似的入院条件下，经过为期一个疗程的康复治疗后，存在较为明显的治疗结果差异，便于本次实验的对比。可见，做康复治疗与不做康复治疗的差别非常明显。

本书实验证明了 fMRI 能够准确地观察出大脑皮层对某种任务的激活反应，能够对不同康复手段的康复效果进行客观的评价，对康复计划的制订具有指导作用。

6.6　本章小结

下肢运动功能的康复对脑卒中患者恢复行走能力，提高生活质量和建立自信心方面具有重大意义。借助功能磁共振成像（fMRI）这种无创脑功能研究手段，人们可以从大脑皮质重塑的角度，建立新的康复工程理论，制订具有针对性的康复计划，帮助脑卒中后患者在有限的最佳康复时期内更好地恢复运动功能，重返社会活动。

对脑卒中患者实施跟踪 fMRI 初步研究，结果表明，受损功能的恢复需要经历 4 种状态周期：无激活期、健侧激活期、双侧激活期和患侧激活期，患侧激活体积和偏侧化指数始终呈上升趋势；随着功能区的重组，激活簇的重心发生有规律的移位变化。该实验结论对康复计划的制订具有一定意义。

第 7 章　总结与展望

7.1　总结

为了将 fMRI 应用于脑卒中后运动功能康复，需要解决其数据处理困难和激活模式未知的问题，因此本书开展了数据处理技术改进与完善的研究，以及探索运动功能激活模式的研究，其主要创新性工作总结如下。

第一，针对邻域相关方法过于依赖参考函数的问题，提出了一种新的"数据驱动"算法——ICA-TSC 算法。该方法能够在不需要参考函数的条件下自动选择主成分数，自动生成统计参数图，并自动完成假设检验以及准确的激活区提取工作，所得结果在空间准确性上与 GLM 方法无显著性差别，但在时间准确性上显著优于 GLM 方法；稳定性远高于传统 ICA；具有良好的脑功能激活区检测及空间定位能力。

第二，提出一种改进的 stICA 算法——Infomax-stICA 算法。该算法在空间准确率上与 sICA 相同，优于 tICA 10%；在时间准确率上与 tICA 相似，优于 sICA 16%。应用该改进算法开展了主动运动与被动运动的激活模式研究，发现踝关节背屈的主动运动与被动运动的激活模式基本相同。这一发现说明被动运动可以作为无法进行主动运动时的替代刺激手段。该结论可为 fMRI 应用于中风后早期康复效果评价提供新的研究思路。

第三，提出了"数据驱动（Infomax-stICA）"和"模型驱动（GLM）"联合的算法，解决了 stICA 模型稳定性差和 GLM 方法无法完整提取弱信号的缺点，并取得了更高的准确性。针对被动运动易受神经性噪声干扰的问题，应用该联合算法使神经性噪声干扰得到了有效去除，保证了被动运动的临床 fMRI 研究得以顺利进行。

第四，由于 fMRI 数据量庞大，基于梯度算法的收敛方式难以满足数据处理的速度要求，本书提出了 Fast-stICA-GLM 算法。该方法在空间和时间的分离精度上略高于 Infomax-stICA-GLM 算法；在运算速度上，其表现出了更准更快的收敛性能，平均耗时约为后者的四分之一。对 8 例受试者运用 Fast-stICA-GLM 算法处理后，发现他们的被动运动激活状况趋于一致，呈现出一个较为固定的激活模式。主要激活区位于对侧 SⅠ，MⅠ，SMA，少量激活位于两侧 SⅡ；而且激活信号的峰值点位于大脑中线附近偏后位置。这种激活模式可以作为衡量脑卒中患者踝关节背屈运动恢复程度的判断依据。

第五，对脑卒中患者实施跟踪 fMRI 初步研究，结果表明，受损功能的恢复需要经历 4 种状态周期：无激活期、健侧激活期、双侧激活期和患侧激活期，患侧激活体积和偏侧化指数始终呈上升趋势；随着功能区的重组，激活簇的重心发生有规律的移位变化。该实验结论对康复计划的制订具有一定意义。

7.2　研究方向展望

从 fMRI 成像技术未来发展的方向来看，fMRI 追求的目标仍然是尽可能高的空间和时间分辨率，如在空间分辨率上能否测量到大脑皮层中的功能柱，要得到皮层功能柱水平的 fMRI 的结果，需要至少 1 mm 的空间分辨率；检测大脑认知过程需要时间分辨率达到毫秒级。由于受到 EPI 序列成像速度的限制，fMRI 在同时提升空间分辨率和时间分辨率上具有很大困难。另外，血流动力的潜伏和持续性质也影响 fMRI 在某些邻域的研究应用。在这种情况下，将多种脑功能成像技术融合，互补缺点，实现多模态脑功能成像研究成为了国际上的研究热点。

在 fMRI 数据处理上的发展，要针对 fMRI 数据的时空性、弱信号、数据量庞大等特点，发展新方法、改进旧方法或者将多种处理方法相结合。首先追求高准确率和高稳定性；在准确性和稳定性得到保证的前提下，其次追求速度，不可盲目地为了速度而牺牲精度；最后，应进一步研究并行或分布算法，实现实时的 fMRI 数据处理、分析及可视化。

在 fMRI 临床应用上的发展，为了能够合理运用各种康复手段，针对患者特点，制订针对性的康复计划，提高康复效果，需要对各种康复手段的康复机理进行深入的研究。目前国内外对脑卒中后功能康复的方法有很多，如神经肌肉电刺激疗法、强制性使用运动疗法、被动运动疗法、虚拟现实技术、针灸治疗，以及康复机器人辅助治疗方法，等等。在诸多康复手段中，康复机器人辅助治疗方法具有不可替代的优势。

参考文献

[1]　MURRE J M J, STURDY D P F. The connectivity of the brain: multi-level quantitative analysis[J]. Biological cybernetics, 1995, 73(6): 529-545.

[2]　包尚联. 脑功能成像物理学[M]. 郑州: 郑州大学出版社, 2006.

[3]　朱常芳, 胡广书. 诱发电位快速提取算法的新进展[J]. 国外医学(生物医学工程分册), 2000, 23(4): 211-255.

[4]　潘映辐. 临床诱发电位学[M]. 北京: 人民卫生出版社, 2000.

[5]　WALDERT S, BRAUN C, PREISSL H, et al. Decoding performance for hand movements: EEG vs. MEG[C]. Lyon: Engineering in medicine and biology society, 2007 annual international conference of the IEEE, 2007.

[6]　TER-POGOSSIAN M M, PHELPS M E, HOFFMAN E J, et al. A positron-emission transaxial tomograph for nuclear imaging (PETT)[J]. Radiology, 1975, 114(1): 89-98.

[7]　PHELPS M E, HOFFMAN E J, MULLANI N A, et al. Application of annihilation coincidence detection to transaxial reconstruction tomography[J]. Journal of nuclear medicine, 1975, 16(3): 210-224.

[8]　BEYER T, TOWNSEND D W, BRUN T, et al. A combined PET/CT scanner for clinical oncology[J]. Journal of nuclear medicine, 2000, 41(8): 1369-1379.

[9]　马加一. SPECT 成像的多路平行束准直器研究[D]. 南京: 南京大学, 2013.

[10]　MONTAGNINI A, CASTET E. Spatiotemporal dynamics of visual attention during saccade preparation: independence and coupling between attention and movement planning[J]. Journal of vision, 2007, 7(14): 8.

[11]　GRIFFANTI L, DOUAUD G, BIJSTERBOSCH, J, et al. Hand classification of fMRI ICA noise components[J]. Neuroimage, 2017, 154: 188-205.

[12]　BRIGHT M G, MURPHY K. Is fMRI "noise" really noise? Resting state nu-

sance regressors remove variance with network structure[J]. Neuroimage, 2015,114:158-169.

[13] UPDIN L Q. Mixed signals:on separating brain sigual from noise[J]. Trends in cognitive sciences,2017,21(6):405-406.

[14] LIU T T. Noise contributions to the fMRI signalian overview[J]. Neuroimage, 2016,143:141-151.

[15] 田雪原,王国强. 全面建设小康社会中的人口与发展[M]. 北京:中国人口出版社,2004.

[16] 肖游. 全国老龄办发布《中国人口老龄化发展趋势预测研究报告》[J]. 人权,2006(2):60.

[17] 蒋瑞姝. 康复训练对脑梗死患者运动功能恢复与脑功能重组影响的纵向fMRI 研究[D]. 广州:中山大学,2009.

[18] 乐趣,屈云. 脑卒中后偏瘫侧手部运动功能康复技术进展[J]. 中国康复医学杂志,2012,27(11):1084-1086.

[19] 劳沛良. 泗滨砭石疗法治疗中风后遗症的临床研究[D]. 广州:南方医科大学,2011.

[20] KOMITOVA M,JOHANSSON B B,ERIKSSON P S. On neural plasticity,new neurons and the postischemic milieu:an integrated view on experimental rehabilitation[J]. Experimental neurology,2006,199(1):42-55.

[21] 吴毅,刘罡. 神经系统可塑性的理论研究与实践[J]. 中华物理医学与康复杂志,2007,29(4):284-286.

[22] 徐为峰. 康复训练对脑卒中早期干预预防肌张力增高作用的临床观察[J]. 内蒙古中医药,2010,29(2):90-91.

[23] 罗媛媛,王欢,关爽,等. 功能评定与强制性使用运动疗法在脑卒中后下肢功能障碍康复中的应用[J]. 中国康复,2010,25(3):229-231.

[24] 范晓华,纪树荣,宫艺. 脑卒中患者功能恢复的影响因素分析[J]. 中国临床康复,2006,10(24):155-157.

[25] 朱志芬,李萍. 强化康复训练对脑卒中后偏瘫痉挛状态的影响[J]. 中国实用神经疾病杂志,2014,17(10):40-41.

[26] 毕胜,马林,瓮长水,等. 动态功能性磁共振成像在强制性使用运动疗法

治疗脑卒中上肢偏瘫中的应用研究[J].中国康复医学杂志,2003,18
(12):719-723.

[27] 王文清,段一娜,徐利,等.改良强制性使用运动疗法对脑卒中偏瘫患者
上肢功能影响的临床研究[J].中华物理医学与康复杂志,2008,30(5):
320-323.

[28] 刘霖,朱琳,单桂香,等.机器手辅助卒中偏瘫患者上肢运动功能康复的
初步应用[J].中国脑血管病杂志,2015(6):306-310.

[29] 闫彦宁,赵斌,贾子善,等.运动想象在脑卒中偏瘫患者步态恢复中的应
用[J].中国康复医学杂志,2008,23(1):57-59.

[30] BUTLER A J,PAGE S J. Mental practice with motor imagery:evidence for
motor recovery and cortical reorganization after stroke[J]. Archives of physi-
cal medicine & rehabilitation,2006,87(12):2-11.

[31] IETSWAART M,JOHNSTON M,DIJKERMAN H C,et al. Mental practice
with motor imagery in stroke recovery:randomized controlled trial of efficacy
[J]. Brain,2011,134(5):1373-1386.

[32] 贾子善."运动想像"疗法在脑卒中康复中的应用[J].中国康复医学杂
志,2004,19(11),867-868.

[33] 李欣怡,刘泰源,刘忠良.镜像疗法的临床应用现状[J].中国康复医学杂
志,2014(4):348-451.

[34] MICHIELSEN M E,SMITS M,RIBBERS G M,et al. The neuronal correlates
of mirror therapy:an fMRI study on mirror induced visual illusions in patients
with stroke[J]. Journal of neurology neurosurgery & psychiatry,2011,82
(4):393-398.

[35] 韩宝昕,黄国志.虚拟现实技术对脑卒中康复的促进作用[J].神经损伤
与功能重建,2004(1):48.

[36] 杨雨洁,岳雨珊,郭家宝,等.虚拟现实技术对脑卒中患者上下肢运动功
能康复效果的系统评价[J].中国康复理论与实践,2013(8):710-721.

[37] 周柳,王英华,刘强,等.虚拟现实技术在运动康复中的应用[J].中国组
织工程研究与临床康复,2007,11(5):957-960.

[38] 李迅,刘建平.银杏治疗缺血性中风[J].中西医结合学报,2008,6(6):

638.

[39] 王广志,任宇鹏,季林红,等.机器人辅助运动神经康复的研究现状[J].机器人技术与应用,2004(4):9-14.

[40] 梁天佳,吴小平,莫明玉.上肢康复机器人训练对偏瘫患者上肢功能恢复的影响[J].中国康复医学杂志,2012,27(3):254-256.

[41] 张琳瑛.脑卒中康复治疗技术的研究进展与应用[J].中国临床康复,2004,8(34):7768-7769.

[42] 刘桂芬,周志贤.不同组合模式神经肌肉电刺激促进瘫痪上肢功能恢复的效果[J].中国临床康复,2004(22):4424-4425.

[43] 满勇,李红伟,杨波,等.神经干细胞移植对实验性脑挫裂伤大鼠神经元及其环路的修复再生作用[J].中国临床康复,2004(25):5418-5419,5475.

[44] 廖鸿石,朱镛连.脑卒中的康复评定和治疗[M].北京:华夏出版社,1996.

[45] BELLIVEAU J W,KENNEDY D N,MCKINSTRY R C,et al. Functional mapping of the human visual cortex by magnetic resonance[J]. Science,1991,254(5032):716-719.

[46] THIRUMALA P,HIER D B,PATEL P. Motor recovery after stroke:lessons from functional brain imaging[J]. Neurol res,2002,24(5):453-458.

[47] MOSCOI L,BRYS M,GLODZIK-SOBANSKA L,et al. Early detection of Alzheimer's disease using neuroimaging[J]. Exp gerontol,2007,42(1/2):129-138.

[48] GUMPRECHT H,EBEL G K,AUER D P,et al. Neuronavigation and function MRI for surgery in patients with lesion in eloquent brain areas[J]. Minim invasive neurosurg,2002,45(3):151-153.

[49] THULBORN K R,CARPENTER P A,JUST M A. Plasticity of language-related brain function during recovery from stroke[J]. Stroke,1999,30(4):749-754.

[50] JANG S H,HAN B S,CHANG Y M,et al. Ipsilateral motor pathway confirmed by combined brain mapping of a patient with hemiparetic stroke:a case report[J]. Arch phys med rehabil,2004,85(8):1351-1353.

[51] BUTEFISCH C M, KLEISER R, KORBER B, et al. Recruitment of contralesional motor cortex in stroke patients with recovery of hand function[J]. Neurology, 2005, 64(6): 1067-1069.

[52] PUH U, VOVK A, SEVSEK F, et al. Increased cognitive load during simple and complex motor tasks in acute stage after stroke[J]. Internationa journal of psychophysiology, 2007, 63(2): 173-180.

[53] MCKEOWN M J, MAKEIG S, BROWN G G, et al. Analysis of fMRI data by blind separation into spatial independent components[J]. Human brain mapping, 1998, 6(5/6): 160-188.

[54] MCKEOWN M J, SEJNOWSKI T J. Independent component analysis of fMRI data: examining the assumptions[J]. Human brain mapping, 1998, 6(5/6): 368-372.

[55] MCKEOWN M J, JUNG T P, MAKEIG S, et al. Spatially independent activity patterns in functional MRI data during the stroop color-naming task[J]. Proceedings of the National Academy of Sciences, 1998, 95(3): 803-810.

[56] 王娟, 罗述谦. 独立变量分析及其在脑功能可视化中应用[J]. 系统仿真学报, 2001, 13(s2): 276-278.

[57] 杨竹青. 独立成分分析及在 fMRI 脑图像序列中的应用[D]. 长沙: 国防科技大学, 2002.

[58] 范丽伟, 唐焕文, 唐一源. 独立成分分析应用于 fMRI 数据研究[J]. 大连理工大学学报, 2003, 43(4): 399-402.

[59] 钟明军, 唐焕文, 唐一源. 空间独立成分分析实现 fMRI 信号的盲源分离[J]. 生物物理学报, 2003, 19(1): 79-82.

[60] GU H, ENGELIEN W, FENG H H, et al. Mapping transient, randomly occurring neuropsychological events using independent component analysis[J]. Neuroimage, 2001, 14(6): 1432-1443.

[61] CALHOUN V D, ADALI T, PEARLSON G D, et al. Independent component analysis of fMRI data in the complex domain[J]. Magnetic resonance in medicine, 2002, 48(1): 180-192.

[62] CALHOUN V D, ADALI T, PEARLSON G D, et al. Spatial and temporal inde-

pendent component analysis of function MRI data containing a pair of task-re-laed waveforms[J]. Human brain mapping,2001,13(1):43-53.

[63] 尧德中,曾敏,陈华富,等. 一种新的 fMRI 数据处理方法:邻域独立成分相关法及其初步应用[J]. 中国科学(E 辑),2002,32(5):685-692.

[64] STONE J V,PORRILL J. Regularization using spatiotemporal independence and predictability[R]. Computational neuroscience report,1999.

[65] STONE J V,PORRILL J,BUCHEL C,et al. Spatial,temporal,and spatiotem-poral independent component analysis of fMRI data[C]. InProc:Leeds Statis-tical Research Workshop,1999.

[66] STONE J V,PORRILL J,PORTER N R,et al. Spatiotemporal ICA of fMRI data[R]. Computational Neuroscience Report 202,2000.

[67] STONE J V,PORRILL J,PORTER N R,et al. Spatiotemporal independent component analysis of event-related fMRI data using skewed probability den-sity functions[J]. NeuroImage,2002,15(2):407-421.

[68] FABIAN J T,PETER G,INGO R K,et al. Functional MRI analysis by a novel spatiotemporal ICA algorithm[C]. Munich:Artificial Neural Networks:Biolog-ical Inspirations-ICANN 2005:15th International Conference. Proceedings, Part I. 2005:677-682.

[69] BARRIGA E S,PATTICHIS M,TS' O D. Spatiotemporal independent compo-nent analysis for the detection of functional responses in cat retinal images [J]. IEEE transactions on medical imaging,2007,26(8):1035-1045.

[70] KOHLER C,KECK I,GRUBER P,et al. Spatiotemporal group ICA applied to fMRI datasets[C]. Vancouver:30th Annual International Conference of the IEEE-Engineering-in-Medicine-and-Biology-Society,2008.

[71] RASHEED T,LEE Y-K,LEE S Y,et al. Constrained spatiotemporal inde-pendent component analysis and its application for fMRI data analysis[J]. Journal of biomedical engineering research,2009,30(5):373-380.

[72] KECK,FISCHER,TOME,et al. Spatiotemporal ICA applied toretinotopic fM-RI data[J]. Conf proc ieee eng med biol soc,2010,2010(10):1914-1917.

[73] SEIFRITZ E,ESPOSIO F,HENNEL F,et al. Spatiotem poral pattern of neural

processing in the human auditory cortex[J]. Science,2002,297(5587):1706-1708.

[74] THOMAS C G,HARSHMAN R A,MENON R S. Noise reduction in BOLD-based MRI using component analysis[J]. Neuroimage,2002,17(3):1521-1537.

[75] HURVICH C M,SIMONOFF J S,FASAI C L. Smoothing parameter selection in nonparametric regression using on improved Akaike information criterion [J]. Journal of the royal statistical society,1998,60(2):271-293.

[76] WAX M,KAILATH T. Detection of signals by information theoretic criteria [J]. IEEE transations on acoustics,speech and signal processing,1985,33:387-392.

[77] CHRISTIAN F B,STEPHEN M S. Probabilistic independent component analysis for functional magnetic resonance imaging[J]. IEEE transactions on medical imaging,2004,23(2):137-152

[78] 唐焕文,唐一源,郭崇慧,等. 神经信息学及其应用[M]. 北京:科学出版社,2007.

[79] 武振华,史振威,唐焕文,等. 新的独立成分分析算法实现 fMRI 信号的盲分离[J]. 生物物理学报,2004,20(3):188-192.

[80] 刘润江. 盲源分离及其在 MIMO 通信系统中的应用研究[D]. 重庆:重庆邮电大学,2011.

[81] 赵陶钰. 独立成分分析算法在 fMRI 数据中的应用[D]. 太原:太原理工大学,2012.

[82] HONG B,PEARLSON G D,CALHOUN V D,et al. Source density-driven independent component analysis approach for fMRI data[J]. Human brain mapping,2005,25(3):297-307.

[83] MCKEOWN M J. Detection of consistently task-related activations in fMRI data with hybrid independent component analysis[J]. Neuroimage,2000,11(1):24-35.

[84] 颜莉蓉. 脑功能磁共振数据时空分析方法研究[D]. 长沙:国防科学技术大学,2006.

[85] CALHOUN V D, ADALI T, PEARLSON G D, et al. A method for making group inference from functional MRI data using independent component analysis[J]. Human brain mapping,2001,14(3):140-151.

[86] ZHANG H, ZUO X N, MA S Y, et al. Subject order-independent group ICA (SOI-GICA) for functional MRI data analysis[J]. Neuroimage, 2010, 51 (4):1414-1424.

[87] KOLB B, WHISHAW I Q. Brain plasticity and behavior[J]. Current directions in psychological science,2003,12(1):1-5.

[88] BETHE A. The permeability of the surface of marine animals[J]. Journal of general physiology,1930,13(4):437-444.

[89] 文颂,戴峰,高歌军. 卒中后运动皮层功能重组的 BOLD-fMRI 研究进展 [J]. 中国医学影像技术,2008,24(7):1138-1141.

[90] CAO Y, OLHABERRIAGUE L D, VIKINGSAD E M, et al. Pilot study of functional MRI to assess cerebral activation of motor function after post stroke hemiparesis[J]. Stroke,1998,29(1):112-122.

[91] JANG S H, KIM Y H, CHO S H, et al. Cortical reorganization induced by task-oriented training in chronic hemiplegie stroke patients[J]. Neurore port, 2003,14:137-141.

[92] BINKOFSKI F, SEITZ D R J, ARNOLD S, et al. Thalamic metabolism and corticospinal tract integrity determine motor recovery in stroke[J]. Annals of neurology,1996,39(4):460-470.

[93] KRINGS T, TÖPPER R, FOLTYS H, et al. Cortical activation patterns during complex motor tasks in piano players and control subjects: a functional magnetic resonance imaging study[J]. Neuroscience letters,2000,278(3):189-193.

[94] 陈自谦,倪萍,肖慧,等. 脑缺血性卒中患者运动功能康复的功能性磁共振成像研究[J]. 中华物理医学与康复杂志,2006(12):838-843.

[95] KARIBE H, SHIMIZU H, TOMINAGA T, et al. Diffusion-weighted magnetic resonae imaging in the early evaluation of corticospinal tract injury to predict functional motor outcome in patients with deep intraeerebral hemonhage[J].

Journal of neurosurgery,2000,92(1):58-63.

[96] SMALL S L,HLUSTIK P,NOLL D C. et al. Cerebellar hemispheric activation ipsilateral to the paretic hand correlates with functional recovery after stroke [J]. Brain,2002,125(7):1544-1557.

[97] CAREY L M,ABBOTT D F,PUCE A,et al. Reemergence of activation with posts trake somaosensory recovery:a serial fMRI case study[J]. Neurology, 2002,59:49-52.

[98] DOBKIN B H,ANN F,MICHELE W,et al. Ankledorsiflexion as an fMRI paradigm to assay motor control for walking during rehabilitation[J]. Neuroimage,2004,23(1):370-381.

[99] DONG Y,DOBKIN B H,CEN S Y,et al. Motor cortex activation during treatment may predict therapeutic gains in paretie hand function after stroke[J]. Stroke,2006,37:1552-1555.

[100] 龙莉玲,黄仲奎,赖铁强. BOLD-fMRI 定量分析在运动中枢康复中的应用价值[J]. 临床放射学杂志,2007,26(2):120-124.

[101] SETO E,SELA G,MCILROY W E,et al. Quantifying head motion associated with motor tasks used in fMRI[J]. Neuroimage,2001,14(2):284-297.

[102] KRISHNA R,RAABE A,HATTINGEN E,et al. Functional magnetic resonance imaging-integrated neuronavigation:correlation between lesion-to-motor cortex distance and outcome[J]. Neurosurgery,2004,55(4):904-915.

[103] 谭显西,诸葛启钏,王小宜. 功能性磁共振成像术在神经外科手术中的应用[J]. 国外医学(神经病学 神经外科学分册),2001,28(2):121-125.

[104] STAPLETON S R,KIRIAKOPOULOS E,MIKULIS D,et al. Combined utility of functional MRI,cortical mapping,and frameless stereotaxy in the resection of lesions in eloquent areas of brain in children[J]. Pediatr neurosurg, 1997,26(2):68-82.

[105] GOLBY A,SILVERBERG G,RACE E,et al. Memory encoding in Alzheimer's disease:an fMRI study of explicit and implicit memory[J]. Brain, 2005,128:773-787.

[106] HERKENHAM M. Mismatches between neurotransmitter and receptor localizations in brain:observations and implications[J]. Neuroscience,1987,23: 1-38.

[107] DAVID A S,WOODRUFF P W,HOWARD R,et al. Auditory hallucinations inhibit exogenous activation of auditory association cortex[J]. Neuroreport, 1996,7:932-936.

[108] WOODRUFF P W R,IAN C,EDWARD T,et al. Auditory hallucinations and the temporal cortical response to speech in schizophrenia:a functional magnetic resonance imaging study[J]. American journal of psychiatry,1997,154 (12):1676-1682.

[109] LUFT A R,SMITH G V,FORRESTER L,et al. Comparing brain activation associated with isolated upper and lower limb movement across corresponding joints[J]. Human brain mapping,2002,17(2):131-140.

[110] ZENTGRAF K,et al. Differential activation of pre-SMA and SMA proper during action observation:effects of instructions[J]. Neuroimage,2005,26 (3):662-672.

[111] CAREY J R,ANDERSON K M,KIMBERLEY T J,et al. fMRI analysis of ankle movement tracking training in subject with stroke[J]. Experimental brain research,2004,154(3):281-290.

[112] MACINTOSH B J,MRAZ R,BAKER N,et al. Optimizing the experimental design for ankle dorsiflexion fMRI[J]. Neuroimage,2004,22(4):1619-1627.

[113] NEWTON J M,DONG Y,HIDLER J,et al. Reliable assessment of lower limb motor representations with fMRI:use of a novel MR compatible device for real-time monitoring of ankle,knee and hip torques[J]. Neuroimage, 2008,43(1):136-146.

[114] ENZINGER C,JOHANSEN-BERG H,DAWES H,et al. Functional MRI correlates of lower limb function in stroke victims with gait impairment[J]. Stroke,2008,39(5):1507-1513.

[115] CICCARELLI O,TOOSY A T,MARSDEN J F,et al. Functional response to

active and passive ankle movements with clinical correlations in patients with primary progressive multiple sclerosis[J]. Journal of neurology,2006,253 (7):882-891.

[116] PHILLIPS J P,SULLIVAN k J,BURTNER P A,et al. Ankle dorsiflexion fMRI in children with cerebral palsy undergoing intensive body-weight-supported treadmill training:a pilot study[J]. Developmental medicine & child neurology. 2006,49:39-44.

[117] 薛贵,董奇,张红川. 事件相关功能磁共振成像设计的基本原理及其优化[J]. 中国神经科学杂志,2004,19(6):420-425.

[118] 刘力,王燕芳. 正电子发射断层扫描仪 PET 中的数据校正常用方法[J]. 中国体视学与图像分析,2007,12(2):147-151.

[119] 刘晓燕. 临床脑电图学[M]. 北京:人民卫生出版社,2006.

[120] 孙吉林. 脑磁图[M]. 北京:科学技术文献出版社,2005.

[121] 杨正汉. 磁共振成像技术指南[M]. 北京:人民军医出版社,2007.

[122] 刘秀珍. MRI 技术中 T_1、T_2 的物理意义及临床应用[J]. 北京生物医学工程,2006,25(3):333-334.

[123] 李绍林,张雪林,朱幼芙,等. 磁共振成像 T_1 值、T_2 值和 ADC 值与肝脏纤维化模型病理评分分级纤维化分期诊断结果相关性研究[J]. 医学影像学杂志,2009,19(1):56-60.

[124] BLOCH F,HASSEN W W,PACKARD M. Nuclear induction[J]. Physical review journals. 1946,69:12.

[125] PURCELL E M,TORREY H C,POUND R V. Resonance absorption by nuclear magnetic moments in a solid[J]. Physical review journals,1946,69 (1/2):37-38.

[126] NAROZNY W,MECHLINSKA-BACZKOWSKA J,KOWALSKA B. Introduction of MRI in pre-operative assessment of parotid tumours:our experience [J]. Otolaryngol pol,1999,53:620-623.

[127] DAMADIAN R. Tumor detection by nuclear magnetic resonance[J]. Science,1971,171(3):1151-1153.

[128] HOUNSFIELD G N. Computerized transverse axial scanning(tomografly):

part 1. description of system [J]. British journal of radiology, 1973, 46 (552):1016-1022.

[129] LAUTERBUR P C. Image formation by induction local interactions:examples employing nuclear magnetic resonance[J]. Nature,1973,242:190-191.

[130] MANSFIELD P,GRANNELL P K. NMR "diffraction" in solids? [J]. Journal of physics C solid state physics,1973,6(22):422-426.

[131] 罗时葆. 核磁共振 CT[M]. 南京:东南大学出版社,1989.

[132] OGAWA S,LEE T,KAY A,et al. Brain magnetic resonance imaging with contrast dependent on blood oxygenation[J]. Proceeding of the national academy of sciences of the United States of America,1990,87(24):9868-9872.

[133] PFEIFER H. Principles of nuclear magnetic resonance microscopy[J]. Medical physics,1992,19(4):132.

[134] 张磊,金真,曾亚伟,等. EPI 序列的 TE 参数对功能磁共振成像激活信号的影响[J]. 放射学实践,2004(9):627-630.

[135] OGAWA S,MENON R S,TANK D,et al. Functional brain mapping by blood oxygenation level-dependent contrast magnetic resonance imaging:a comparison of signal characteristics with a biophysical model[J]. Biophysical journal,1993,64(3):803-812.

[136] XU Y,TONG Y,LIU S,et al. Denising the speaking brian:toward a robust technique for correcting artifact-contaminated fMRI data under severe motion [J]. Neuroimage,2014,103:33-47.

[137] TEGELER C,STROTHER S C,ERSON J R,et al. Reproducibility of BOLD-based functional MRI obtained at 4 T[J]. Human brain mapping,1999,7:267-283.

[138] KRUGER G,GLOVER G H. Physiological noise in oxygenation-sensitive magnetic resonance imaging[J]. Magnetic resonance in medicine,2001,46(4):631-637.

[139] 刘亚东,胡德文,周宗潭,等. 功能磁共振数据结构性噪声分析[J]. 电子学报,2007(10):1954-1960.

[140] GREVE D N, BROWN G G, MUELLER B A, et al. A survey of the sources of noise in fMRI[J]. Psychometrika, 2013, 78(3): 396-416.

[141] COX R, JESMANOWICZ A. Real-time 3D image registration for functioanl MRI[J]. Magnetic resonance imaging, 1999, 42: 1014-1018.

[142] THESEN S, HEID O, MUELLER E, et al. Prospective acquisition correction for head motion with image-based tracking for real-time fMRI[J]. Magnetic resonance in medicine, 2000, 44(3): 457-465.

[143] FRISTON K J, WILLIAMS S, HOWARD R, et al. Movement-related effects in fMRI time-series[J]. Magn reson med, 1996, 35(3): 346-355.

[144] PAYNE S J. A model of the interaction between autoregulation and neural activation in the brain[J]. Mathematical biosciences, 2006, 204(2): 260-281.

[145] CHANG C, CUNNINGHAM J P, GLOVER G H. Influence of heart rate on the BOLD signal: the cardiac response function[J]. Neuroimage, 2009, 44(3): 857-869.

[146] HAYASAKA S, NICHOLS T E. Validating cluster size inference: random field and permutation methods[J]. Neuroimage, 2003, 20(4): 2343-2356.

[147] STROTHER S, LA CONTE S, HANSEN, L K, et al. Optimizing the fMRI date-processing pipeline using prediction and reproducibility performance metrics: I. A preliminary group analysis[J]. Neuroimage, 2004, 23: 196-207.

[148] GREVE D N, MUELLER B A, LIU T, et al. A novel method for quantifying scanner instability in fMRI[J]. Magnetic resonance in medicine, 2010, 65(4): 1053-1061.

[149] KAY K N, ROKEM A, WINAWER J, et al. GLM denoise: a fast, automated technique for denoising task-based fMRI data[J]. Front neurosci, 2013, 7: 247-253.

[150] MITCHELL T J, HACKER C D, BRESHEARS J D. A novel data-driven approach to preoperative mapping of functional cortex using resting-state functional magnetic resonance imaging[J]. Neurosurgery, 2013, 73(6): 969-982.

［151］ FRISTON K J, HOLMES A P, WORSLEY K, et al. Statistical parametric maps in functional imaging: a general linear approach［J］. Human brain map, 1995, 2:189-210.

［152］ 吴义根, 李可. SPM 软件包数据处理原理简介［J］. 中国医学影响技术, 2004, 20(11):1768-1772.

［153］ 王世杰. 功能磁共振数据处理与分析方法研究［D］. 南京:东南大学, 2003.

［154］ HOLMES A P, BLAIR R C, WATSON J D, et al. Nonparametric analysis of statistic images from functional mapping experiments［J］. Journal of cerebral blood flow and metabolism, 1996, 16:7-22.

［155］ SHING-CHUNG N, WILLIAM F A, SHANTANU S, et al. Activation detection in event-related fMRI data based on spatio-temporal properties［J］. Magnetic resonance imaging, 2001, 19:1149-1158.

［156］ BROWN G D, YAMDAD S, SEJNOWSKI T J. Independent component analysis at the neural cocktail party［J］. Trends in neurosciences, 2001, 24(1): 54-63.

［157］ STONE J V. Independent component analysis an introduction［J］. Trends in cognitive sciences, 2002, 6(2):59-64.

［158］ BELL A, SEJNOWSKI T. The "independent component" of natural scenes are edge filters［J］. Vision research, 1997, 37:3327-3338.

［159］ HERAULT J, JUTTEN C. Space or time adaptive signal processing by neural network models［C］. New York: In Denker J. S. (ed), editor, Neural networks for computing: AIP conference proceedings 151, 1986.

［160］ BUREL, G. Blind separation of sources: a nonlinear neural algorithm［J］. Neural networks, 1992, 5(6):937-947.

［161］ NADAL J P, PARGA N. Non-linear neurons in the low noise limit: a factorial code maximizes information［J］. Network, 1994, 5:565-581.

［162］ CICHOCKI A, MOSZCZYNSKI L. A new learning algorithm for blind separation of sources［J］. Electronics letters, 1992, 28(21):1386-1387.

［163］ CICHOCKI A, UNBEHAUEN R, RUMMERT E. Robust learning algorithm for blind separation of signals[J]. Electronics letters,1994,30(17):1986-1987.

[164] CICHOCKI A,UNBEHAUEN R. Robust neural networks with on-line learning for blind identification and blind separation of sources[J]. IEEE transactions on circuits and systems,1996,43(11):894-906.

[165] COMON P. Independent component analysis-a new concept[J]. Signal processing,1994,36:287-314.

[166] CARDOSO J F. Blind identification of independent signals[C]. Vail:Workshop on Higher-Order Specral Analysis,1989.

[167] CARDOSO J F,SOULOUMIAC A. Blind beamforming for non Gaussian signals[J]. IEEE proceedings-F,1993,140(6):362–370.

[168] BELL A,SEJNOWSKI T. An information-maximization approach to blind separation and blind deconvolution[J]. Neural computation,1995,7(6):1129-1159.

[169] AMARAI S,CICHOKI A,CHEN T P. A new learning algorithm for blind source separation[J]. Advances in neural information processing system,1996,8:757-763.

[170] HYVÄRINEN A,OJA E. A fast fixed-point algorithm for independent component analysis[J]. Neural computation,1997,9(7):1483-1492.

[171] HYVÄRINEN A. Fast and robust fixed-point algorithm for independent component analysis[J]. IEEE transactions on neural networks,1999,10(3):626-634.

[172] HYVÄRINEN A,OJA E. Independent component analysis:algorithms and applications[J]. Neural networks,2000,13:411-430.

[173] ZARZOSO V,COMON P. Comparative speed analysis of FastICA[C]. London:Proceedings ICA-2007,7th International Conference on Independent Component Analysis and Signal Separation,2007.

[174] ZARZOSO V,COMON P. Robust independent component analysis by iterative maximization of the kurtosis contrast with algebraic optimal step size [J]. IEEE transactions on neural networks,2010,21(2):248-261.

[175] JUTTEN C,HARAULT J. Blind separation of sources,part Ⅰ:an adaptive algorithm based on neuromimetic architecture[J]. Signal processing,1991,24(1):1-10.

[176] HYVÄRINEN A,OJA E. Independent component analysis:algorithms and applications. [J]. Neural networks,2000,13(4):411-430.

[177] HYVÄRINEN A. Complexity pursuit:separating interesting components from time-series[J]. Neural computation,2001,13(4):883-898.

[178] COMON P. Independent component analysis:a new concept[J]. Signal processing,1994,36:287-314.

[179] HUBER P. Projection pursuit[J]. Annals of statistics,1985,13(2):435-475.

[180] KLAUS-ROBERT M,RICARDO V. Blind source separation techniques for decomposing event-related brain signals[J]. International journal of bifurcation and chaos,2004,14(2):773-791.

[181] YANG H H,et al. Adaptive on-line learning algorithms for blind separation:maximum entropy and minimum mutual information[J]. Neural networks,1997,9(7):1457-1481.

[182] PAPOULIS A. Probability,random variables,and stochastic processes[M]. New York:McGraw-Hill Book Company,1965.

[183] LEE T W,GIROLAMI M,BELL A J,et al. A unifying information-theoretic framework for independent component analysis[J]. Computers and mathematics with applications,2000,31(11):1-21.

[184] MACKAY D J C. Maximum likelihood and covariant algorithms for independent component analysis[R]. Technical Report Draft 3.7,cavendish Laboratory. University of Cambridge,Madingley Road,Cambridge CB3 OHE,1996.

[185] AMARI S I. Natural gradient works efficiently in learning[J]. Neural computation,1998,10:251-276.

[186] AMARI S I,CICHOCKI A,YANG H. A new learning algorithm for blind source separation[A]. Advances in neural information processing system

〔C〕. Cambridge:MIT Press,1996,8:757-763.

［187］ CICHOCKI A. Adaptive blind signal and image processing:learning algo-rithms and applications〔M〕. New York:John Wiley & Sons,Ltd,2002.

［188］ 潘丽丽,史振威,唐焕文. fMRI 信号盲分离的一种独立成分分析算法〔J〕. 大连理工大学学报,2005,45(4):607-611.

［189］ HSU C C,WU M T,LEE C. Robust image registration for functional magnet-ic resonance imaging of the brain〔J〕. Med biol eng comput,2001,39:517-524.

［190］ GOSSL C,FAHRMEIR L. Bayesian modeling of the hemodynamic response function in BOLD fMRI〔J〕. NeuroImage,2001,14(1):140-148.

［191］ LI Y,LIU J S. Mechanism and improvement of direct anonymous attestation scheme〔J〕. Journal of Henan university,2007,37(2):195-197.

［192］ 王世杰,王立功,罗立民. 自适应阈值化功能磁共振统计参数映射图〔J〕. 中国图象图形学报,2003,10:1196-2000.

［193］ BRUCE H D,ANN F,MICHELE W. Ankle dorsiflexion as an fMRI para-digm to assay motor control for walking during rehabilitation〔J〕. Neuroim-age,2004,23(1):370-381.

［194］ ALARY F,DOYON B,et. al. Event-related potentials elicited by passive movements in humans:characterization,source analysis,and comparison to fMRI〔J〕. Neuroimage,1998,8(4):377-390.

［195］ BLATOW M,REINHARDT J,RIFFEL K,et al. Clinical functional MRI of sensorimotor cortex using passive motor and sensory stimulation at 3 tesla〔J〕. J magn reson imaging,2011,34:429-437.

［196］ OLA F,MAGNUS B,PETER L. Exploratory fMRI analysis by autocorrelation maximization〔J〕. Neuroimage,2002,16:454-464.

［197］ CHRISTOPHER G T,RICHARD A H,RAVI S M. Noise reduction in BOLD-based fMRI using component analysis〔J〕. Neuroimage,2002,17:1521-1537.

［198］ HERRERAS E B. Cognitive neuroscience:the biology of the mind〔J〕. Cuad-ernos de neuropsicología,2010,84(2).395-401.

[199] BLATOW M,REINHARDT J,RIFFTEL K,et al. Clinical functional MRI of sensorimotor cortex using passive motor and sensory stimulation at stesla [J]. Journal of Magnetic resonance imageing(JMRI),1997,34(2):429-437.

[200] JONATHAN P. An fMRI study of the differences in brain activity during active ankle dorsiflexion and plantarflexion[J]. Brain imaging and behavior, 2010,4(2):121-131.

[201] OLGA C,AHMED T T,JONATHAN F M,et al. Functional response to active and passive ankle movements with clinical correlations in patients with primary progressive multiple sclerosis[J]. Journal of neurology,2006,253:882-891.

[202] CHRISTIAN E,HEIDI J B,HELEN D,et al. Functional MRI correlates of lower limb function in stroke victims with gait impairment[J]. Stroke,2008, 39:1507-1513.

[203] KATSCHNIG P,et al. Altered functional organization of the motor system related to ankle movements in Parkinson's disease:insights from functional MRI[J]. Journal of neural transmission,2011,118:783-793.

[204] SEMENDEFERI K. Prefrontal cortex in humans and apes:a comparative study of area 10[J]. American journal of physical anthropology,2001,114 (3):224-241.

[205] CRITCHLEY H D,WIENS S,ROTSHTEIN P,et al. Neural systems supporting interoceptive awareness[J]. Nature neuroscience,2004,7(2):189-195.

[206] LAMB K,GALLAGHER K,MCCOLL R,et al. Exercise-induced decrease in insular cortex rCBF during postexercise hypotension[J]. Med sci sports exerc,2007,39(4):672-679.

[207] SNELL,RICHARD S. Neuroanatomia clinica(spanish edition)[M]. Published by arrangement with Lippincott Williams & Milkins,USA,2003.

[208] PICKLES J. An introduction to the physiology of hearing[M]. Leiden:Brill Acardemic Publishers,2013.

[209] 隋东莉,李成,陈刘成,等.大脑前扣带皮质世界的解剖学定位分析[J].

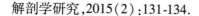

解剖学研究,2015(2):131-134.

[210] JACKSON P L,BRUNET E,MELTZOFF A N,et al. Empathy examined through the neural mechanisms involved in imagining how I feel versus how you feel pain:an event-related fMRI study[J]. Neuropsychologia,2006,44: 752-761.

[211] DRONKERS N F,PLAISANT O,IBA-ZIZEN M T,et al. Paul Broca's historic cases:high resolution MR Imaging of the brains of leborgne and lelong [J]. Brain,2007,130 (5):1432-1441.

[212] ARFANAKIS K,CORDES D,HAUGHTON V M,et al. Combining independent component analysis and correlation analysis to probe interregional connectivity in fMRI task activation datasets[J]. Magn reson imaging,2000,18: 921-930.

[213] SVENSEN M,KRUGGEL F,BENALI H. ICA of fMRI group study data[J]. Neuroimage,2002,16:551-563.

[214] DUANN J R,JUNG T P,KUO W J,et al. Single-trial variability in event-related BOLD signals[J]. Neuroimage,2002,15:823-835.

[215] SUZUKI K,KIRYU T,NAKADA T. Fast and precise independent component analysis for high field fMRI time series tailored using prior information on spatiotemporal structure[J]. Human brain mapping,2001,15:54-66.

[216] KIVINIEMI V,KANTOLA J H,JAUHIAINEN J,et al. Independent component analysis of nondeterministic fmri signal sources[J]. Neuroimage,2003, 19:253-260.

[217] ESPOSITO F,FORMISANO E,SEIFRITZ E,et al. Spatial independent component analysis of functional MRI time-series:to what extent do results depend on the algorithm used[J]. Human brain mapping,2002,16:146-157.

附录　缩略词表

BA	Brodmann	大脑分区方法
BCI	brain-computer interface	脑机接口
CMA	cingulate motor	扣带运动皮层
COI	component of interest	感兴趣成分
CTR	consistently task-related	持续任务相关
DWI	diffusion weighted imaging	弥散加权成像
DTI	diffusion tensor imaging	弥散张量成像
EEG	electroencephalogram	脑电图
EPI	echo planar imaging	回波平面成像
ERP	event-related potential	脑诱发电位（事件相关）
fMRI	functional magnetic resonance imaging	功能磁共振成像
FOV	field of vision	视野
FWHM	full width at half maximum	全高半宽
GLM	general linear model	一般线性模型
HRF	hemodynamic response function	血流动力学相应函数
ICA	independent component analysis	独立成分分析
Infomax	maximization of entropy	信息极大化
LI	laterality index	偏侧化指数
M I	primary motor	侧初级运动皮层
MEG	magnetoencephalography	脑磁图
MMI	minimization of mutual information	互信息极小化判据
ML	maximum likelihood	极大似然估计
MRS	magnetic Resonance Spectroscopy	磁共振波谱成像
NIRS	near-infrared spectroscopy	近红外光学成像
PCA	principal component analysis	主成分分析
pdf	probability density function	联合概率密度函数

PET	positron emission tomography	正电子发射断层成像
PMC	premotor cortex	运动前区
PWI	perfusion weighted imaging	灌注加权成像
RF	radiofrequency	射频电磁波
S I	primary somatosensory cortex	初级躯体感觉皮层
S II	secondary somatosensory corex	次级躯体感觉皮层
SAC	somatosensory association cortex	体感联合皮层
SMA	supplementary motor area	补偿运动区
SPECT	single photon emission computed tomography	单光子发射断层成像
SPM	statistical parametric mapping	统计参数图，也是一款 fMRI 数据处理软件名称
SVD	singular value decomposition	奇异值分解
TE	echo time	回波时间
TR	repetition time	重复时间
TSC	temporal self-correlation	时间自相关
TTR	transiently task-related	暂态任务相关